总主编　臧远胜

抗癌必修课

胰腺癌

主　编
原凌燕　陈丹磊　邵成浩　臧远胜

上海科学技术出版社

图书在版编目（CIP）数据

抗癌必修课 · 胰腺癌 / 臧远胜总主编；原凌燕等主编 .
—上海：上海科学技术出版社，2019.6

ISBN 978-7-5478-4331-4

Ⅰ. ①抗…　Ⅱ. ①臧…　②原…　Ⅲ. ①胰腺癌 – 防治

Ⅳ. ① R73

中国版本图书馆 CIP 数据核字（2019）第 021228 号

抗癌必修课 · 胰腺癌

总主编　臧远胜

主　编　原凌燕　陈丹磊　邵成浩　臧远胜

上海世纪出版（集团）有限公司
上 海 科 学 技 术 出 版 社　出版、发行

（上海钦州南路 71 号　邮政编码 200235　www.sstp.cn）

浙江新华印刷技术有限公司印刷

开本 889 × 1194　开本 1/32　印张 6

字数：180 千

2019 年 6 月第 1 版　2019 年 6 月第 1 次印刷

ISBN 978-7-5478-4331-4/R · 1780

定价：35.00 元

内容提要

“抗癌必修课”丛书由上海长征医院肿瘤科臧远胜主任组织编写，自出版以来，因其科学严谨的内容及通俗易懂的表述，广受读者欢迎和好评。

本书涵盖胰腺癌流行病学、病因、诊断、治疗、预后、随访及日常调养和康复等诸多方面的内容，从实用的角度出发，为胰腺癌患者及其家属答疑解惑，帮助他们正确认识胰腺癌，合理选择治疗方案，同时体现胰腺癌诊治领域的最新理念和最新进展，是一本权威、浅显易懂的便携式抗癌手册。

本书通俗中体现权威，普及中凸显专业，可从多方面满足患者及其家属对胰腺癌诊治知识的需求和渴望，也可作为非本专业医务人员了解胰腺癌相关知识的速查手册。

作者简介

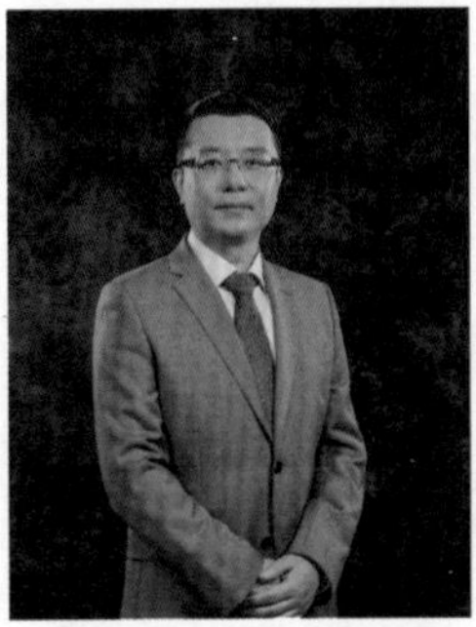

臧远胜 医学博士，研究生导师，现任上海长征医院肿瘤科主任，长征医院国家药物临床试验机构肿瘤专业组组长。兼任中国宋庆龄基金会肿瘤区域医疗与产学研医联体副理事长及疑难肿瘤专业委员会主任委员，中国医药教育协会疑难肿瘤专业委员会候任主任委员、肿瘤免疫治疗专业委员会常务委员、肺部肿瘤专业委员会委员，中国抗癌协会肿瘤防治科普专业委员会委员，中国临床肿瘤学会非小细胞肺癌专家委员会委员、胆道肿瘤专家委员会委员、智慧医疗专家委员会委员，上海市抗癌协会疑难肿瘤专业委员会副主任委员兼秘书长、癌症康复与姑息治疗专业委员会常务委员、脑转移瘤专业委员会常务委员，上海市肿瘤化疗质量控制中心专家委员会委员。

擅长肺癌、肠癌、胃癌、乳腺癌等恶性实体肿瘤的早期诊断与个体化治疗，以及疑难肿瘤的诊治。先后主持肿瘤研究相关国家自然科学基金、国家卫生健康委员会医药卫生科技发展基金、上海市科学技术委员会基金等课题多项，获上海市科技进步奖1项。开展了多项肿瘤诊治的创新性研究，研究成果的相关论文被国内外著名医学期刊收录发表。

作者简介

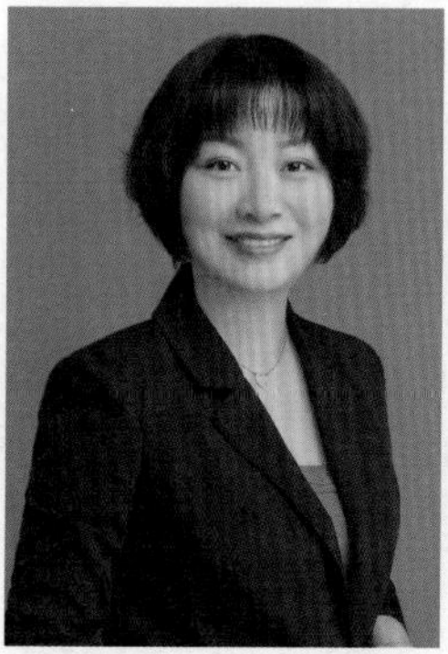

原凌燕　医学硕士，主治医师，现就职于上海长征医院肿瘤科。兼任中国宋庆龄基金会肿瘤区域医疗与产学研医联体疑难肿瘤专业委员会委员。

从事肿瘤相关医疗、教学、科研十余年，具有丰富的肿瘤诊治经验，尤其擅长包括胰腺癌在内的多种消化道肿瘤、肺癌、乳腺癌的个体化综合治疗和晚期姑息治疗。先后在国内外核心期刊发表肿瘤相关论文多篇。

作者简介

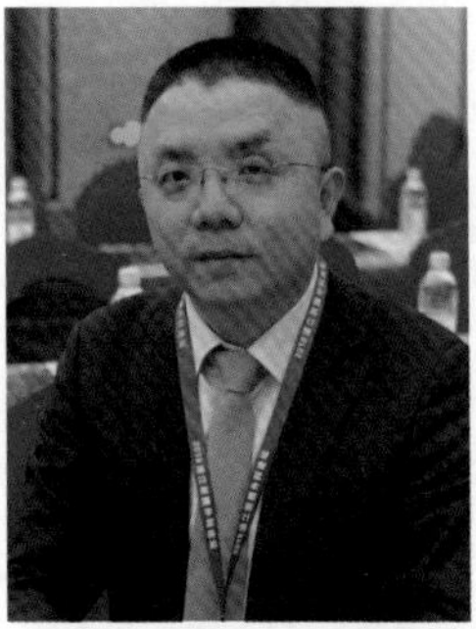

陈丹磊　医学博士、副主任医师、副教授。兼任中国抗癌协会胰腺癌专业委员会微创诊治学组委员，中国医师协会外科医师分会机器人外科医师委员会青年委员，上海市抗癌协会肿瘤微创专业委员会腔镜外科学组委员，上海市抗癌协会胰腺肿瘤专业委员会多区域诊疗协作青年学组委员。

擅长胰胆肿瘤的微创治疗。完成腹腔镜胆囊切除术 6 000 余例、其他种类内镜手术 400 余例，手术种类包括腹腔镜/机器人胰体尾切除术、腹腔镜脾切除术、腹腔镜胃肠道间质瘤切除术、胃癌根治术、腹腔镜肝囊肿开窗术、腹腔镜胆总管切开取石 T 管引流术及腹腔镜结直肠癌根治术等。在国内外核心期刊发表学术论文 20 余篇，其中被 SCI 收录 5 篇。

作者简介

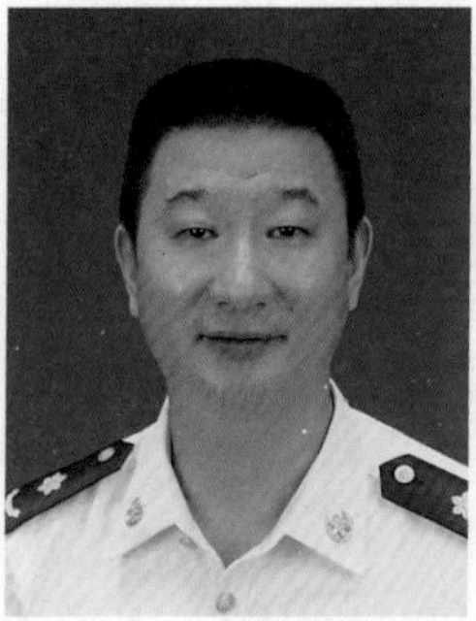

邵成浩 教授、主任医师、博士生导师，现任上海长征医院普通外科主任，上海市卫生健康委员会“新百人计划”获得者。兼任中华医学会外科学分会胰腺外科学组委员，中国医师协会胰腺病专业委员会常务委员，中国抗癌协会胰腺癌专业委员会常务委员，中国医师协会外科医师分会机器人外科医师委员会委员，中国抗癌协会胰腺癌专业委员会神经内分泌肿瘤学组组长，中国抗癌协会胰腺癌专业委员会微创诊治学组委员，中国研究型医院学会胰腺病专业委员会委员，上海市医学会普外科专科分会委员，上海市医学会普外科专科分会胰腺外科学组委员，上海市中西医结合学会胰腺疾病专业委员会常务委员。

编委会 名单

主　编　原凌燕　陈丹磊　邵成浩　臧远胜

编　委　（按姓氏笔画排序）

王　湛　上海长征医院肿瘤科
王　燕　上海长征医院肿瘤科
王妙苗　上海长征医院肿瘤科
叶晨阳　上海长征医院肿瘤科
孙　莉　上海长征医院肿瘤科
吴　颖　上海长征医院肿瘤科
陈丹磊　上海长征医院普外科
陈诗琦　上海长征医院肿瘤科
邵成浩　上海长征医院普外科
周文丽　上海长征医院肿瘤科
柳　珂　上海长征医院肿瘤科
秦文星　上海长征医院肿瘤科
秦保东　上海长征医院肿瘤科
原凌燕　上海长征医院肿瘤科
焦晓栋　上海长征医院肿瘤科
臧远胜　上海长征医院肿瘤科
戴维萍　上海长征医院肿瘤科

序言

“抗癌必修课”丛书自问世以来，因其科学严谨的内容、通俗易懂的表述，广受读者欢迎和好评。无论是作为肿瘤患者及其家属的科普读物，还是作为基层卫生工作人员的参考书，“抗癌必修课”均能提供规范、实用的解答和建议。

近年来，肿瘤的诊断和治疗均取得了长足的进步，新技术、新方法和新药物层出不穷，由此带来的肿瘤诊治变化也是巨大的。为了让这些专业知识更接地气，为了让广大民众，特别是肿瘤患者及其家属能够对这些新进展有比较充分的了解，从而更好地防治肿瘤，本套丛书总主编臧远胜教授主持对“抗癌必修课”丛书进行了全新修订。本套丛书既保持了原有的全面、权威、通俗易懂的特点，又着重体现了近年来肿瘤诊治方面的新成果，其内容涵盖了常见恶性肿瘤的流行病学、病因、诊断、治疗、预后、随访及日常调养和康复等诸多方面，力求从实用的角度出发，为肿瘤患者及其家属答疑解惑，帮助他们正确地认识肿瘤，合理地选择治疗方案，少走弯路，从而进一步提高肿瘤防治的效果。

为了保证丛书的规范性和先进性，每个分册均由在肿瘤科研和临床工作方面具有深厚功底的一线临床医师编写，他们不仅对肿瘤诊治的最新进展十分熟悉，而且非常重视肿瘤综合性治疗。本套丛书内容全面、实用，对肿瘤患者及其家属，以及基层卫生工作人员具有指导作用。我相信，再版后的“抗癌必修课”丛书会给读者焕然一新的体验，将对普及肿瘤防治知识、提高肿瘤的防治水平发挥重要的作用。

王杰军

中国临床肿瘤学会肿瘤支持与康复治疗专家委员会　主任委员

中国抗癌协会癌症康复与姑息治疗专业委员会　前任主任委员

全军肿瘤专业委员会　前任主任委员

2019 年 4 月

前言

肿瘤诊治领域的进展日新月异，尤其是近两年来，许多治疗理念、策略和方法都有了十分重大的变化。"抗癌必修课"丛书出版已近两年，其内容与目前肿瘤诊治领域的进展已经有了一定的差距，例如免疫治疗的进展、靶向治疗的更新，以及基因检测对临床决策的指引等，这些内容确实影响了肿瘤治疗策略和方案的制订，并且改变了我们的临床实践。为了体现肿瘤相关的新进展，并且能够为肿瘤患者及其家属提供规范及先进的诊疗和康复建议，对"抗癌必修课"丛书的修订势在必行。

在"抗癌必修课"丛书出版后，我们收到了许多读者的反馈，有部分内容是他们实际需要的，但当时的内容并不是十分周全，例如肿瘤患者的营养评估和干预、止吐的优化治疗、癌痛的规范化诊治等，这些内容对于肿瘤综合治疗而言是十分重要的，需要在再版的时候给予补充和修订。

此外，由于"抗癌必修课"丛书出版时间较为仓促，书中难免存在一些表述不够清晰或者是不够充分的地方，为了避免读者产生错误的理解，我们将在此次再版中一并更新和修改，力使文字表述得更加准确。

基于以上原因，我们对“抗癌必修课”丛书进行了全新的修订工作，各位编委以极大的热情和负责任的态度，对图书内容进行了全面的梳理、修订和补充，力求准确地反映肿瘤诊治相关的进展，并在实用性方面进一步完善，同时校准文字，使其表述更为准确。各位编委的辛勤工作保证了全书的规范性、准确性和先进性。正是这种一丝不苟的工作态度、对图书质量精益求精的要求，才使得“抗癌必修课”丛书获得了良好的社会反响，这也体现了民众对于这种专业、权威、易懂的科普知识的需求。希望通过我们的努力，使得大家对肿瘤有更深入的了解，能够更有效地预防和治疗肿瘤。

臧远胜

上海长征医院肿瘤科主任

2017 年 12 月

目录

基础课

1 胰腺有哪些功能

在人体腹部深处，有个隐藏着的器官，这就是胰腺。胰腺虽然隐藏很深，但作用非凡，胰腺主要有以下两个功能。

（1）外分泌功能。主要是消化功能。胰腺能帮助机体消化碳水化合物、脂肪、蛋白质和酸性物质。其中，胰腺腺泡可分泌胰液，内含碳酸氢盐和消化酶，主要用于中和胃酸及消化糖、蛋白质和脂肪。胰液每日分泌量为 750 ~ 1 500 毫升。胰液的分泌受神经和消化道激素双重调节，以消化道激素调节为主，如促胃泌素、胆囊收缩素、促胰液素等。

（2）内分泌功能。主要分泌各种激素。胰腺的内分泌结构称为胰岛，胰岛中含有多种分泌细胞，广泛分布在整个胰腺组织内，有 A 细胞、B 细胞、G 细胞、D 细胞和 PP 细胞，分别分泌不同的激素。其中 B 细胞数量最多，其分泌胰岛素，可加速糖原生成，

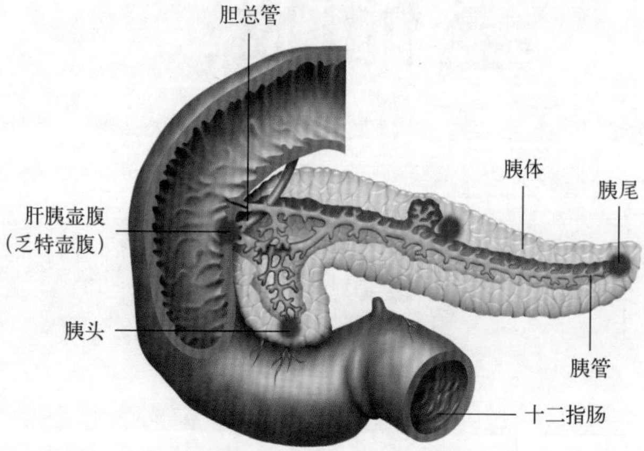

胰腺示意图

促进糖和脂肪的储存及蛋白质的合成，维持正常的生长和发育，是体内唯一可以降低血糖的激素；A 细胞分泌胰高血糖素，胰高血糖素是胰岛素拮抗剂，可升高血糖。

进食时，胰腺收到来自身体神经系统的信号，产生各种胰酶，这些胰酶通过胰管进入十二指肠（消化系统中紧接着胃的肠道）帮助分解食物。胰腺同样监管血液中的葡萄糖（血糖）水平，当机体血糖过低时，胰腺会分泌胰高血糖素，用于增加血液中的葡萄糖含量，当机体血糖水平过高时，胰腺会分泌胰岛素，用来降低血液中葡萄糖的含量。

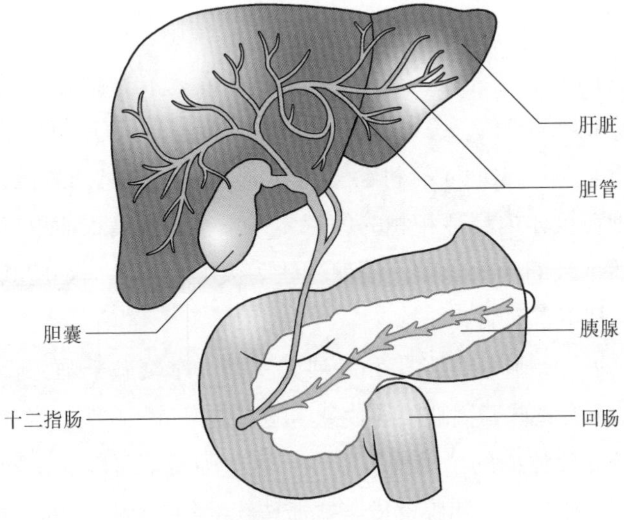

胰腺与周围脏器的解剖关系

2 胰腺癌是怎么形成的？有哪些类型

很多患者抱怨说："我平时吃东西都很小心，油腻的食物很少碰，也从来不暴饮暴食，怎么还会得胰腺癌呢？"这个问题很难回答。因为导致肿瘤的确切病因目前还没有研究透彻，只能通过一些统计数据和临床经验告诉我们哪些是高危因素，但是即使没有这些高危因素，肿瘤仍有可能发生。那么胰腺癌是怎么形成的呢？

正常情况下，胰腺细胞的一生就是从干细胞生长、成熟直至年老凋亡的过程，其间需要经历无数次 DNA 合成和细胞分裂的过程。在某次细胞分裂中，不可避免会出现基因复制的差错。此时如果体内"基因修复员"无法及时识别并修复这些错误的话，这些错误的基因就得以进入"生产线"予以复制。当然它们在组装生产线上还会经历众多"监察员"的检视，只有逃过这一轮轮的检查，错误的基因才有机会组装出异常的细胞。然而，异常的细胞形成后也不意味着就可以在体内为非作歹。异常细胞在体内还可能遇见常规巡视的"警察"（身体的免疫细胞），在逃脱众多"警察"的盘查后，它们才有机会落地生根，繁衍生息。总而言之，异常细胞在机体内环环相扣的保障体系下，能够真正冲出群围并最终存活下来的为数寥寥。而就这些为数寥寥的肿瘤细胞其"恶性程度"却不言而喻。

由此可知，肿瘤的发生和发展其实是一个突破千难万险的过程。当先天有某些基因缺陷导致身体的"监察员"缺失；当身体免疫力下降导致体内的"警察"减少，这些因素都可以促使异常细胞的产生。如在慢性胰腺炎或某些遗传疾病等高危因素的影响下，胰腺细胞的合成开始失去原有的秩序，异常细胞无法被及时发现并去除，最终就形成了胰腺癌细胞。

根据胰腺中癌变细胞的类型不同，胰腺癌大致可以分为起源于胰腺导管上皮细胞的恶性肿瘤和起源于非胰腺导管上皮细胞的恶性肿瘤。这两种类型的肿瘤生物学特征和治疗方式各不相同，本书所讲的主要是占所有胰腺肿瘤95%以上的胰腺导管上皮细胞来源的导管腺癌。

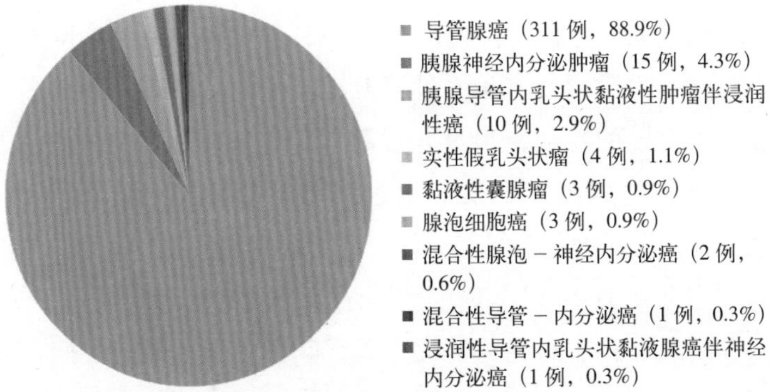

上海市区350例胰腺癌病理特征的初步分析

3 我国胰腺癌的发病情况如何

在世界范围内每年有超过 20 万人死于胰腺癌，且总体病死率呈上升趋势，预计 2030 年胰腺癌的病死率将位于所有恶性肿瘤的第 2 位。近年来，随着生活水平的提高，人们的饮食结构与生活方式发生了很大的改变，导致我国胰腺癌的发病率亦呈逐年快速上升的趋势。

据中国肿瘤登记年报数据显示，2010 年中国胰腺癌死亡人数达 57 735 例，死亡率达 4.39/10 万，其中城市死亡人数为 36 465 例，死亡率为 5.5/10 万，农村死亡人数为 21 270 例，死亡率为 3.26/10 万。总体上呈现男性高于女性、城市高于农村、东部地区高于中部和西部地区的特征。2009 年上海地区流行病学研究统计，上海市男性和女性的胰腺癌发病率分别为 17.28/10 万和 14.04/10 万，也就是说，上海地区平均每天就有 8 个胰腺癌的新发病例。

2018 年 1 月 30 日全球权威医学杂志《柳叶刀》发表了 71 个国家和地区癌症生存趋势监测报告，其中中国部分的数据令人触目惊心。数据显示中国胰腺癌的 5 年生存率在 15 年间一路下滑，从 2000 年至 2004 年间的 14.4% 下跌到 2010 年至 2014 年间的 9.9%。

综上所述，目前我国胰腺癌的发病情况和生存形势堪忧，其病死率虽低于世界平均水平，但 5 年生存率仍然偏低，预防和治疗工作任重而道远。

4 胰腺癌好发于胰腺哪些部位？有哪些特点

胰腺癌可发生于胰腺的任何部位，但以胰头最为多见，约占70%；位于胰体、胰尾者比例大致相同，均为15%。

这种分布有一定的临床意义，因为胰头部病变与胆道关系密切，当肿瘤体积较小、尚可切除治愈时即可压迫胆道，产生梗阻性黄疸（皮肤和巩膜发黄）。已证实在胰头癌中仅有黄疸而无其他临床症状（又称“无痛性黄疸”）时，其预后相对较好。但可惜的是，临床上典型单纯无痛性黄疸只占所有病例的13%，75%以上胰头癌患者表现为梗阻性黄疸，同时伴有体重下降（平均为15千克）和腹痛，如果不做处理，黄疸会持续加重，并出现全身皮肤瘙痒，这是黄疸的一个重要临床特点。

胰体癌和胰尾癌由于远离胆管，即使肿瘤较大也不会引起黄疸，早期仅有上腹部隐痛和不适等不典型症状，容易被忽视；当肿瘤进一步发展，侵犯周围神经的时候，才会出现持续性的腰背部疼痛，患者往往此时才会去医院就诊，经增强CT检查及血肿瘤标志物（CA19-9为主）检测可获得确诊，但肿瘤多已侵犯腹腔干和肠系膜上动脉（这两根血管直接发自人体腹腔正中线上的腹主动脉，相当于树干直接发出的最粗的两根树枝）等重要血管，此时获得根治性切除的概率较低，预后差。

总之，胰头癌会引起黄疸，如果发现及时，病变尚处在“无痛性黄疸”阶段，可获得根治性手术的机会，预后相对较好；如果除了黄疸还有腹痛等不适，或者黄疸很长时间后才获得治疗，肿瘤分期通常较晚，预后差。胰体癌和胰尾癌由于早期没有黄疸这一“预警症状”，确诊时往往已经属于晚期，预后较差。

5 胰腺癌容易出现哪些部位的转移

在胰腺癌治疗过程中，如果癌细胞出现了明显的转移迹象，治疗就比较困难了。所以对于胰腺癌如何转移、会转移到哪些部位有一定的了解是相当必要的。那么，胰腺癌的转移方式有哪些？常见的转移部位是哪里呢？

胰腺癌的主要转移方式如下。

（1）直接浸润。①胰内扩散：多数胰腺癌早期即可穿透胰管壁，以弥漫浸润的方式沿胰腺内淋巴管向胰内转移（只祸害自己）。②胰周组织的浸润：当肿瘤增大并突破胰腺本身后，其可向前方浸润胃和结肠，向后方浸润门静脉、下腔静脉和腹主动脉等腹膜后组织，向上方浸润肝十二指肠韧带，向下方浸润十二指肠、肠系膜根部的肠系膜上血管（还祸害邻居）。

（2）淋巴转移。为早期最主要的转移途径，肿瘤沿淋巴管扩散，并停留在胰腺周围的淋巴结，手术后淋巴结转移率可高达

小贴士

胰腺癌转移部位总结

· 常见的转移部位是局部淋巴结、肝脏和腹膜。

· 比较常见的转移部位有肺、颅骨、脊椎、肋骨、胸骨和下颌骨、胸膜和横膈。

· 不常见的转移部位是皮肤、皮下组织、卵巢、子宫、膀胱、甲状腺。

· 极少见的转移部位是睾丸、附睾、前列腺、输尿管、脊髓、食管、骨骼肌、腮腺、乳腺和直肠。

75% 左右。

(3) 神经转移。沿神经扩散是胰腺癌转移的特有方式。癌细胞首先侵犯胰腺内的神经，进而沿神经路径扩散至胰腺外的神经。

(4) 腹膜种植。癌细胞可脱落种植到腹腔的其他部位。

(5) 血行转移。常由门静脉转移至肝，再由肝转移至肺，继而再播散至全身，如肾上腺、肾、脑及骨骼等组织。

总之，除局部淋巴结转移之外，胰头癌及胰体癌和胰尾癌最容易转移至肝脏、腹膜，也可以向腹腔播散。

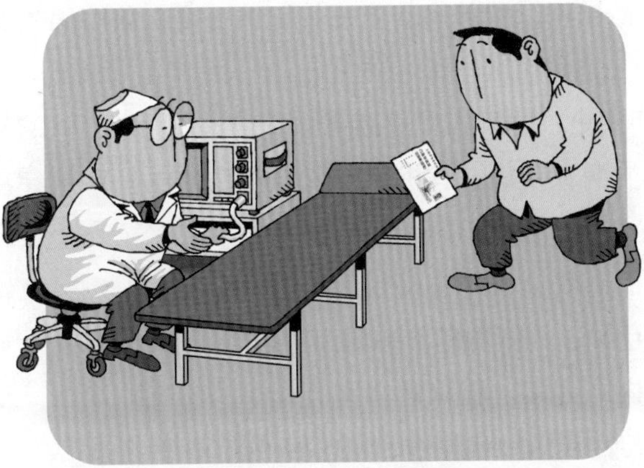

及早诊断、及时治疗是关键

6 什么原因会引起胰腺癌

胰腺癌的起病机制纷繁复杂，目前尚未完全明了，但很多证据均表明胰腺癌的发生是外在因素和内在因素共同作用的结果。

（1）外在因素

1）饮食习惯：暴饮暴食和缺少运动所导致的肥胖者胰腺癌发病风险更高。美国一项研究显示，无论男女，严重超重的成年人5年内患上胰腺癌的危险性比正常体重的成年人高出45%。而定期运动和体重减轻，可以降低患上胰腺癌的风险。

2）吸烟：研究显示吸烟患者胰腺癌发病率是不吸烟患者的2倍，且吸烟超过40年的患者发病危险度更高。还有研究报道烟叶中的致癌物质可以引起胰管上皮细胞的癌变，使胰腺癌的发病年龄提前10～15年。

3）疾病史：糖尿病和慢性胰腺炎是目前比较公认的和胰腺癌发病相关的两种疾病。有报道称胰腺癌患者中有80%存在糖尿病或糖耐量受损，且5年以上病龄的糖尿病患者罹患胰腺癌的风险可能加倍。有研究发现有慢性胰腺炎病史的人群患胰腺癌的风险也会有所增加，具体机制本书后面会有所提及。

（2）内在因素。胰腺癌有家族聚集的特点。迄今至少已经发现5种遗传性疾病和胰腺癌的发生相关。

因此，为了远离胰腺癌，建立良好的生活习惯及加强对某些慢性病的防治非常重要。与此同时，也不要忽视对可疑的遗传性疾病的排查。

7 反复胰腺炎发作会诱发胰腺癌吗

胰腺是人体重要的消化器官，正常情况下胰腺分泌的胰液只有进入肠道才能发挥消化作用。但在特殊情况下（主要是胆结石或饮食不节制时），胰液也可能在胰腺内部就开始“工作”，导致胰腺组织被破坏，诱发我们常说的胰腺炎。如果这些致病因素不解除，炎症反复发作就会转化为慢性胰腺炎。

慢性胰腺炎与胰腺癌有什么关系呢？有学者认为慢性胰腺炎时胰腺组织由于反复经历破坏和修复的过程，胰腺逐渐瘢痕化，腺体组织萎缩，继而出现一系列内、外分泌功能的退化。这个过程中胰腺细胞在炎症因子反复侵蚀下可向肿瘤细胞演化。故有研究发现慢性胰腺炎发病诊断后的20年是胰腺癌的发病高峰期。由于慢性胰腺炎病程长，症状往往不典型，临床诊断较困难，所以需要警惕那些隐匿的不典型的慢性胰腺炎，这些患者一旦确诊即需要持续随访并筛查胰腺癌。

小贴士

慢性胰腺炎患者往往存在胰腺内、外分泌功能的减退或丧失，需要及时治疗并密切随访。①当患者出现持续腹泻、大便腥臭伴体重下降时，需要考虑胰腺消化功能障碍，可补充外源性的胰酶制剂，首选含高活性脂肪酶的微粒胰酶胶囊。②当患者反复出现血糖升高时，需要考虑胰腺外分泌功能障碍，胰岛素分泌不足，可加用降糖药物，必要时使用胰岛素。但由于慢性胰腺炎合并糖尿病的患者对胰岛素敏感，需特别注意监测血糖以避免低血糖的发生。

8 糖尿病和胰腺癌真的相关吗

身体中控制血糖高低的“开关”在胰腺。胰腺的胰岛细胞可以分泌胰岛素和胰高血糖素，前者用于降低血糖，后者用于升高血糖。而糖尿病即是因胰岛素分泌不足而导致的血糖异常升高。澳大利亚一项研究发现，糖尿病患者较一般人癌症发生率和因癌死亡率均有明显升高，主要体现在胰腺、肝脏、子宫内膜、肾、甲状腺、胆囊等恶性肿瘤及慢性髓细胞性白血病。

有报道称，胰腺癌患者中糖尿病的发生率高达 20% ~ 30%，其中大多数是和胰腺肿瘤同时发生或早于肿瘤诊断 1 ~ 2 年发生的。那么，糖尿病和胰腺癌到底是什么关系呢？

首先，毋庸置疑，胰腺癌会导致糖尿病。因为当胰腺肿瘤细胞大量侵蚀正常胰腺组织时，可导致胰岛素分泌越来越少，血糖逐渐升高。同时肿瘤细胞还可以分泌某些癌性因子干扰胰岛素的正常工作，从而导致血糖进一步升高，最终引起糖尿病。

其次，糖尿病亦可能导致胰腺癌。很多研究均发现糖尿病患者中胰腺癌的发生率明显升高，但原因不明。目前研究主要倾向于以下几种可能：①有基础研究认为，长期的高糖环境可导致胰腺组织缺氧，进而损伤胰腺组织，胰腺组织在反复破坏和修复的过程中可能诱发正常胰腺细胞癌变以适应缺氧的环境。②还有研究认为，正常胰腺细胞也可能为了适应高糖环境而转变成具有较强生存能力的恶性细胞。③甚至有学者发现糖尿病和胰腺癌患者共有一些特殊的致病基因，故认为这两种疾病之间也许有所互通。

无论结论如何，随着糖尿病和胰腺癌关系的揭开，我们不得不重视糖尿病患者的高胰腺癌罹患风险，故针对糖尿病患者定期进行胰腺癌筛查工作刻不容缓。

9 亲属得了胰腺癌，家庭其他成员也会得胰腺癌吗

胰腺癌中有 5% ～ 10% 的患者有遗传背景。也就是说，有一小部分的胰腺癌患者可能会将肿瘤遗传给下一代。有研究发现在这些家族性胰腺癌家系中，胰腺癌的发病风险会随着家庭成员和患者亲缘关系的递近而增加。如家庭成员是患者的一级亲属，其患病概率较二级亲属高 18 倍，较三级及以上亲属高 57 倍。简而言之，与患者亲缘关系越近，发病的可能性就越大。

除有明显遗传倾向的家族相关性胰腺癌可以遗传外，迄今还发现多种和胰腺癌发生相关的肿瘤综合征。有此类综合征的患者患包括胰腺癌在内的多种肿瘤的风险均明显升高。如我们所熟识的电影明星安吉丽娜 · 朱莉，她有乳腺癌家族史，家族中一共有三位女性亲人死于癌症，其中她的母亲就曾被查出患有乳腺癌，并最终死于卵巢癌。她亦被检测到存在 *BRCA*1 基因缺陷，这意味着她有 87% 和 50% 的概率罹患乳腺癌和卵巢癌，为避免母亲的悲剧重演，朱莉预防性地切除了卵巢和乳腺组织。但即便如此，她罹患其他肿瘤（包括胰腺癌）的风险仍然很高，仍需密切随访。

小贴士

一、二、三级亲属是按照个体间亲缘关系远近程度来划分的。

- 一级亲属，父母、子女以及兄弟姐妹（同父母）。
- 二级亲属，叔、伯、姑、舅、姨、祖父母、外祖父母。
- 三级亲属，表兄妹或堂兄妹。

家族性胰腺癌的异常基因常常通过父母遗传给子女，而这种遗传大多是常染色体显性遗传（即有遗传就会发病）。以目前的医学水平，我们很难对基因或肿瘤本身进行治疗，但我们可以早期甄别出这些特殊人群并积极预防肿瘤的发生。故如有亲属罹患胰腺癌又高度怀疑是遗传性的，建议咨询专业机构通过高通量的基因检测技术来鉴别。

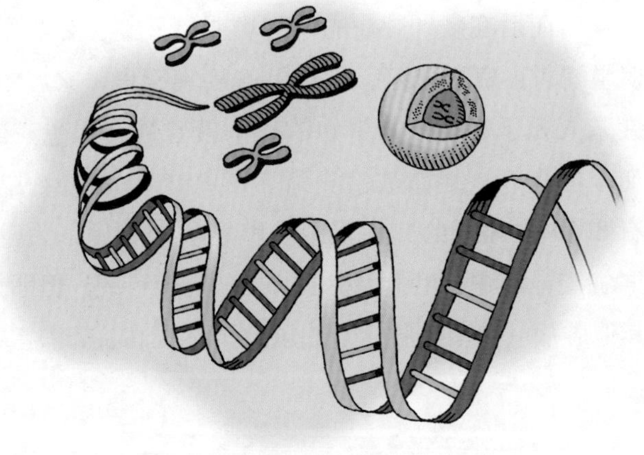

与患者亲缘关系越近，疾病遗传风险越高

10 胰腺癌会传染吗

很多患者得了胰腺癌以后都很担心会传染给家人。那么，胰腺癌究竟会不会传染呢？至少目前的医学研究尚没有足够的证据表明胰腺癌会传染给他人。

我们先了解一下疾病在人与人之间传染是如何发生的。

病原体要传染首先要通过某种途径从携带者传播到另一个容易感染的人身上，这个过程必须具备3个条件：传染源、传播途径和易感人群，三者缺一不可。病原体必须在离开传染源后，能够在通过空气、水源、血液、分泌物等途径或媒介向外扩散的过程中存活下来，而后在新的人体中留存并繁殖。能满足这些条件的病原体多为细菌、病毒和寄生虫等。

根据以上原理，我们再来解释为什么胰腺癌不会传染。首先胰腺癌细胞本身不是生命体，它只是分裂异常的肿瘤细胞；其次，这些肿瘤细胞局限在患病组织内很难有机会排出体外；最后，即使这些肿瘤细胞能够进入其他人体，由于机体的免疫排斥作用，这些细胞也很难在另一个身体内存活并繁殖。

当然，也有一些肿瘤的发生与感染相关，如肝炎病毒容易诱发肝癌，人乳头瘤病毒容易诱发子宫颈癌，幽门螺杆菌容易诱发胃癌等。携带这些病毒、细菌的肿瘤患者可以通过空气、唾液或血液向外播散病毒或细菌，但不能直接传播肿瘤细胞。所以即使不幸通过和这些患者的接触罹患了病毒性肝炎或幽门螺杆菌相关性胃炎也只是增加了肿瘤的患病风险，并不一定会发展为肿瘤。故这些细菌和病毒的传染和肿瘤传染是两回事。

11 胰腺上的肿瘤都是胰腺癌吗

首先需要明确的是，本书所说的胰腺癌是指胰腺上皮细胞来源的恶性肿瘤，占全部胰腺恶性肿瘤的 95% 以上。胰腺恶性肿瘤还有少部分为非上皮细胞来源的，如胰腺神经内分泌肿瘤（是源于神经内分泌系统多能干细胞的一类异质性肿瘤）。还有一些胰腺肿瘤如胰管内产黏液性肿瘤、囊腺瘤以及实性假乳头状瘤等，为良性或交界性的胰腺肿瘤（有恶性倾向的良性肿瘤）。

胰腺上的肿瘤除了常说的胰腺癌外，还有哪些类型呢？有研究回顾历年胰腺癌术后病理证实为非胰腺恶性肿瘤的病例 116 例，这些病例中胰腺实性假乳头状瘤占 30.7%（35 例），胰腺神经内分泌肿瘤占 24.6%（28 例），肿块型慢性胰腺炎占 15.8%（18 例），胰腺浆液性囊腺瘤占 9.6%（11 例），胰腺黏液性囊性肿瘤占 7.9%（9 例），胰腺囊肿占 3.5%（4 例），胰腺腺泡细胞癌占 2.6%（3 例），胰腺海绵状血管瘤占 1.8%（2 例），其他占 5.3%（6 例）。

如何鉴别胰腺癌和其他胰腺占位以避免手术误切呢？其实良、恶性肿瘤有不同的生物学行为，比如恶性肿瘤往往呈侵袭性生长，所经之处必定一片狼藉，影像学上可以看到胰腺导管局部破坏，远端导管因阻塞不畅而扩张，如果还截断了胆管则可以看到远端胆管的扩张、黄疸的出现（即皮肤和巩膜发黄）。而良性占位由于生长速度慢，且呈膨胀性生长，对胰腺导管或胆管仅存在外压作用，故影像学上看到的是导管局部变细，但导管仍然通畅。临床上可以借助 B 超、CT、磁共振和 PET-CT 等影像学手段通过类似这些细小的差别来鉴别。但无论影像学检查如何“证据确凿”，最终“盖棺定论”还需要通过手术或超声内镜下穿刺来获取肿瘤组织明确病理。

12 胰腺癌患者能活多久

胰腺癌因其病情进展快、病期短，一直都被冠以“癌中之王”的称号。那么，胰腺癌患者到底能活多久呢？

我们先来看一组根据临床分期情况统计分析的生存数据。2002—2006年间上海疾病控制中心对上海市胰腺癌患者（8 503例）生存情况分析发现：胰腺癌患者5年的总体生存率为6.63%（即100个胰腺癌患者5年后仍有6人存活），生存率在性别之间没有差异，但随着分期增加，总体生存率逐渐降低。Ⅰ、Ⅱ、Ⅲ、Ⅳ期的5年生存率分别为14.24%、16.75%、8.53%和5.07%。也就是说，100个早期（Ⅰ期）胰腺癌患者中5年后仍有14人存活，而晚期（Ⅳ期）患者中5年后只有5人存活。以上立足于临床分期的生存期数据是不是可以真实反映每个胰腺癌患者的生存时间呢？其实不然，个体患者的生存期还需因病而异、因人而异地具体分析。

先说因病而异。首先，肿瘤的临床分期很重要，分期早，可以根治性切除早期胰腺癌，甚至有治愈可能；其次，肿瘤的病理分型很重要，高分化的肿瘤细胞生长速度慢，惰性程度高，不容易出现远处转移，生存期会更长；其三，肿瘤的药物敏感性很重要，对化疗反应性好，肿瘤退缩明显的，生存期自然也会延长。

再说因人而异。首先，身体素质很重要，体能状态好的患者，往往能接受反复的较大强度的治疗，治疗机会增加，自然疗效较好。其次，治疗的选择也很重要，无论疾病是否已经处于晚期，接受规范治疗的患者相较于“听之任之”的患者生存期会有所延长。

综上所述，胰腺癌患者能够活多久是一个很难回答的问题，其受很多因素影响。患者还需积极面对疾病，科学治疗。

13 胰腺癌容易漏诊和误诊的原因是什么

胰腺癌患者中约有 85% 的患者在发现疾病时已经失去了手术根治的机会，也有很多患者在出现症状后，辗转很多医院，均无法获得明确诊断，在这兜兜转转之间就失去了最好的治疗时机。胰腺癌为什么容易出现漏诊和误诊呢？

（1）胰腺癌症状不典型。前面提到胰腺是一个消化和内分泌器官。在疾病早期阶段肿瘤局限于胰腺组织内，症状往往不明显。部分患者仅仅表现为食欲不振、恶心、呕吐、上腹部隐痛、腹泻等消化道症状，容易和胃肠道疾病相混淆；还有少数患者因胰岛素分泌异常导致高血糖误诊为糖尿病。当疾病进展至晚期，肿瘤组织突破胰腺包膜向外侵袭至毗邻的脏器、组织和血管时，亦可因产生的相应症状而误导诊断。如胰头部肿瘤压迫胆总管时可出现梗阻性黄疸，这种进行性加重的黄疸，容易被误诊为胆石症或胆管肿瘤。当肿瘤侵犯腹膜后淋巴结导致腰背部酸胀、疼痛时，亦容易和腰椎间盘突出的症状相混淆。

（2）胰腺癌实验室检测结果不典型。近 30 年来，与胰腺癌诊断预后相关的肿瘤标志物层出不穷，但是其诊断效果均无法让人满意。即便是目前得到美国食品药品监督管理局（FDA）公认的胰腺癌诊断标志物 CA19-9，在早期胰腺癌的诊断中效果也不尽如人意。临床上更有 5% ～ 10% 基因缺陷患者，由于机体根本无法表达 CA19-9 而导致胰腺癌漏诊。

（3）胰腺癌影像学结果不典型。腹部不适的初诊患者，临床上常常选用简便的 B 超进行疾病筛查。但 B 超检查容易受胃肠道气体干扰和操作者经验水平的影响，往往无法分辨胰腺肿瘤。即使使用增强 CT 和磁共振进行复核，虽然其鉴别的准确性得到了明显提升，但仍然容易将胰腺癌和慢性胰腺炎及胰腺其他良性疾病混淆，导致漏诊和误诊。

（4）胰腺癌病理学诊断困难。胰腺癌的最终诊断需依赖病理学检查结果。但由于胰腺位于腹腔的“中原腹地”，毗邻很多重要组织和脏器，往往穿刺难度大，不容易获取组织。故当穿刺困难，而影像学诊断又存在争议时，手术切除就成了一种无奈的诊断选择。

综上所述，多种因素均可影响胰腺癌的诊断，故易出现漏诊和误诊。所以在目前的医疗科技水平条件下，我们只能提高警惕，广撒网，多检查，细甄别，以减少误诊和漏诊。

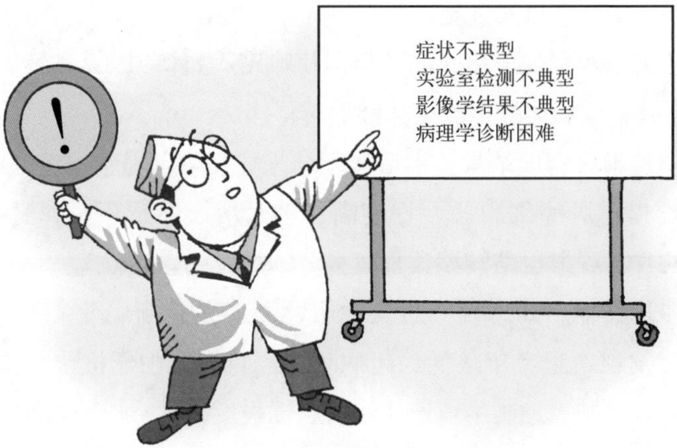
症状不典型
实验室检测不典型
影像学结果不典型
病理学诊断困难

胰腺癌容易漏诊的原因

14 可以提前预测胰腺癌的结局吗

同样是胰腺癌患者，有些不到半年就已经卧床不起，有些5年以后还精神矍铄。有没有办法可以提前预知胰腺癌结局的好坏呢？虽然没有很明确的证据可以直接告知我们具体的结局如何，但通过众多临床试验的数据分析还是可以寻找到一些端倪。

（1）疾病分期。胰腺癌的临床分期和生存预后直接相关。早期胰腺癌患者如能接受根治性手术，且能彻底清除肿瘤者甚至可以痊愈。若疾病发现较晚，肿瘤已侵犯多个脏器，则预后堪忧。

（2）肿瘤指标CA19-9。CA19-9是FDA认可的可用于胰腺癌诊断的特殊糖蛋白，现已证实其检测值的高低与肿瘤预后相关。临床研究发现，术前CA19-9水平较高的患者往往临床分期较晚，手术切除的概率较小。也有报道称，胰腺癌根治术后若CA19-9持续高水平不下降，则可能提示生存期短，容易出现复发和转移。甚至还有研究认为影像学诊断的“早期胰腺癌”如CA19-9持续处于很高位，还需警惕腹膜内隐匿播散的转移病灶。

（3）术后病理结果。术后病理结果往往可以提示患者的结局。如病理提示肿瘤细胞恶性程度高、手术切缘仍然存在肿瘤残留，或者切片发现淋巴结转移数目较多，则患者结局亦较差。

（4）其他。如患者年龄及肿瘤大小、位置等。胰腺癌流行病学研究发现，患者年龄低、起病时肿瘤较大、肿瘤位于胰体尾部等相对来说肿瘤细胞增殖速度快，恶性程度高，结局较差。

通过以上这些“细枝末节”可以粗略预测胰腺癌患者的结局，但这些只是大数据分析的结果，具体到每个患者，其结局仍然是因人而异的。故无论预测结果是好是坏，好的心态和积极的治疗都是必要的，与疾病斗争的决心切不可失。

15 哪些人属于胰腺癌的高危人群

目前，随着肿瘤防治知识的普及，我们经常会看到一个专业术语：高危人群。这里的“高危”指的是容易使人患上某种疾病的危险因素。而“胰腺癌的高危人群”指的是具有与胰腺癌发生相关的危险因素的群体，他们相对于普通人群，胰腺癌发生的概率更高，是胰腺癌重点筛查对象。

胰腺癌的高危人群主要如下。

1）胰腺癌患者的亲属，特别是父母、子女和兄弟姐妹（同父母）等一级亲属。

2）与胰腺癌发生相关的遗传性肿瘤综合征患者，这类患者罹患各类肿瘤的风险均有升高，需要警惕。

3）糖尿病患者。

4）慢性胰腺炎患者。

5）胰腺导管内乳头状黏液瘤或黏液性囊腺瘤的患者，此两种疾病容易恶变，需要警惕。

6）过度肥胖者。身体质量指数（BMI）是衡量一个人健康状况的重要指标，有报道称男性 BMI ≥ 35 千克 / 米 ^{2} 或女性 BMI>40 千克 / 米 ^{2} 罹患胰腺癌的风险明显增加。

小贴士

遗传性肿瘤综合征是一组因染色体或基因异常导致罹患多种肿瘤风险增加的遗传性疾病，往往表现为亲属中肿瘤发病人数多，或一人患有多种原发肿瘤，这类患者需要通过高通量的基因检测手段来筛查发现。

7）吸烟和酗酒者。

8）接触氯化烃化合物等高危职业从业者。

以上均是胰腺癌的“高危人群”，需要定期进行胰腺癌的筛查，以便及早发现病变，争取“早期发现，早期切除”，降低胰腺癌的发病率和死亡率。

小贴士

身体质量指数（BMI）：BMI 是与体内脂肪总量密切相关的指标，该指标考虑了体重和身高两个因素。计算公式为：BMI= 体重（千克）÷ 身高（米）的平方。

成年人 BMI 数值标准：低于 18.5 千克 / 米 ^{2} 提示体重过轻；18.5 ～ 23.9 千克 / 米 ^{2} 提示体重正常；24 ～ 27 千克 / 米 ^{2} 提示体重过重；28 ～ 32 千克 / 米 ^{2} 提示肥胖；高于 32 千克 / 米 ^{2} 提示非常肥胖。

16 如何尽早发现家族遗传性胰腺癌

胰腺癌有家族聚集的特点，据报道有 5% ~ 10% 的胰腺癌患者存在遗传背景。那么，如何筛选出这少部分携带异常基因的胰腺癌高风险患者呢？这其中是有蛛丝马迹可寻的。

（1）看与患者的血缘关系。如果与患者是一级亲属关系，其患病概率较二级亲属高 18 倍，较三级及以上亲属关系高 57 倍。所以，如果父母、兄弟姐妹被诊断为胰腺癌时需提高警惕。

（2）看亲属患病人数和肿瘤类型。当 2 个及以上亲属罹患同一种肿瘤或 2 个以上亲属一人罹患多种肿瘤时，均需警惕排查遗传性因素。

（3）看亲属肿瘤发生年龄。遗传性肿瘤常发生在年轻人，且发病越早，预后越差。如相继有中青年的亲属罹患肿瘤时需当心遗传性可能。

（4）看亲属患病类型。如亲属罹患胰腺癌且已经确诊为遗传相关的胰腺癌，则需要马上行相关的基因检测以排除遗传此类基因。

上述如有 1 条及以上符合者，建议收集罹患肿瘤亲属的相关疾病资料去专业医疗机构进行遗传病咨询和检测。必要时通过高通量基因检测筛选突变基因以排除肿瘤风险。因为只有基因检测结果才是遗传性疾病诊断的“金标准”。

17 如何预防胰腺癌的发生

多数癌症的确切病因都尚未完全弄清楚，胰腺癌也不例外，但一些相关的危险因素还是较为明确的，比如吸烟。吸烟和很多癌症相关，吸烟在胰腺癌的发生和发展过程中起到非常重要的作用，有学者认为，吸烟导致的胰腺癌占 20% ～ 30%，被动吸烟同样增加胰腺癌的发生风险，戒烟可以降低罹患胰腺癌的风险。除了吸烟，其他可能的危险因素包括：过量饮酒、高脂肪和高蛋白饮食、过量饮用咖啡、环境污染及遗传因素（家族史）、慢性胰腺炎史、职业因素等。因此，可以针对一些高危因素采取措施以预防肿瘤的发生，比如戒烟、戒酒等。具体来说，胰腺癌和所有其他癌症一样，存在着三级预防措施，下面进行详细讲解。

（1）一级预防。一级预防是指病因预防，就是要防止或去除一切与胰腺癌发生相关的自身和环境因素，这是预防疾病发生和消灭疾病的根本措施。要预防胰腺癌的发生需注意以下几个方面。

第一，要避免高动物蛋白（肉、蛋）、高脂肪饮食。研究显示，这类食物摄入过多，患胰腺癌的风险就会明显升高。欧美等发达国家居民的胰腺癌发病率相对较高，多与此有关。饮食中肉、蛋、蔬菜、水果、粮食要合理搭配，不偏食，不挑食，少吃煎、炸、烤制食品，适当增加粗粮和蔬菜、水果的摄入。

第二，不吸烟。烟草中含多种致癌物质，会使患胰腺癌的危险性增加 2 ～ 3 倍或以上，并且吸得越多，患病的风险就越高。

第三，坚持锻炼身体，保持良好的情绪。

第四，忌暴饮暴食和酗酒。暴饮暴食和酗酒是导致慢性胰腺炎的主要原因，而慢性炎症对胰腺的长期刺激会增加致癌危险。

第五，少接触萘胺和苯胺等有害化学物质。研究显示，长期接触这些化学物质者（如染料工人），患胰腺癌的危险较常人高约5倍。因工作需要长期接触这些化学物质者，应做好防护措施，以尽可能地减少这些物质对人体的危害。

（2）二级预防。二级预防又称“三早”预防，即早发现、早诊断、早治疗。有资料显示，直径＜2厘米的胰腺癌患者手术后的5年生存率可达到20%～40%，而直径＜1厘米的胰腺癌患者根治术后5年生存率更是达到100%，远高于中晚期胰腺癌患者的3%～5%，可见肿瘤“三早”预防的意义重大。要提高早期胰腺癌的检出率，首先必须重视对高危人群进行筛查，如有胰腺癌家族史、曾患慢性胰腺炎者、突发糖尿病患者等，都应定期体检。其次，临床上应警惕胰腺癌的“报警症状”，如出现上腹部疼痛、腰背部隐痛、食欲减退、腹胀、皮肤和巩膜（眼白）发黄、大便颜色变浅（甚至可呈白色）、不明原因的乏力、体重下降等，均应警惕胰腺病变的可能，应及时进行B超、CT或PET-CT、磁共振成像（MRI）等检查，尽早明确诊断，以免延误治疗。

（3）三级预防。三级预防主要是对症治疗，防止病情恶化及肿瘤复发和转移，预防并发症和后遗症的出现。当肿瘤已经发生，我们亦需要有相应的对抗措施，如给予无法切除的胰腺肿瘤患者应用放疗等手段缓解疼痛；晚期胰腺癌患者应用化疗及中医药治疗等提高生活质量，延长生存时间等。

总之，胰腺癌应重视三级预防，特别是病因预防和“三早”预防，这可以使胰腺癌的发病率大大降低，显著提高肿瘤治疗的临床疗效。

诊断课

18 胰腺癌会有哪些症状

由于胰腺在腹腔内所处的位置很深，位于腹膜后靠近脊柱的地方，且患病早期常无特异的表现，因此，胰腺癌的早期发现和及早诊断是非常困难的，这也正是胰腺癌让人感到可怕的地方。但只要尽最大可能抓住和胰腺癌相关的蛛丝马迹，重视以下“报警特征”，可以为早期发现胰腺癌提供可能性。

1）不明原因的发黄（小便颜色深黄，巩膜和皮肤发黄）。

2）近期出现无法解释的消瘦（1个月间体重下降超过总体重10%）。

3）近期出现不明原因的上腹或腰背部疼痛，疼痛像皮带样围绕腰间一圈，医学上的术语叫“束带样疼痛”。

4）近期出现上腹部不适、消化不良症状，胆囊B超和胃肠镜检查均正常。

5）突发糖尿病而又无诱发因素（如家族史、肥胖）。

6）无诱因的胰腺炎发作，如果是嗜烟者或者年龄在40岁以上，则应加倍小心。

如果有上述表现，要尽早行进一步的检查，如抽血查肿瘤标志物，特别是CA19-9，因为其敏感性和特异性最高，同时可行胰腺超声检查、增强CT检查、磁共振检查等。如果影像学检查发现胰腺有占位病变，同时伴有血CA19-9增高，则无论是否有上述症状，均应行胰腺肿块穿刺活检术以进一步确诊。

19 哪些肿瘤标志物与胰腺癌密切相关

胰腺癌的恶性程度很高，早期常没有症状，而出现症状时常常已是晚期，治疗效果极差，故胰腺癌的早期发现非常重要。早期或疑难胰腺癌的诊断单纯依靠影像学检查往往容易漏诊。而很多肿瘤标志物对胰腺癌的敏感度较高，故而成为我们发现胰腺癌端倪的另一种手段。

目前实验室检测比较热门的肿瘤标志物有 CA19-9、CEA、CA125、CA242、CA50、CA724、肿瘤特异生长因子（TSGF）、癌胚抗原相关细胞黏附分子 1（CEACAMl）、骨桥蛋白（OPN）、不饱和脂肪酸（PC-594）等。但在临床上比较常用的（大多数医院都有检测）筛查指标主要是 CA19-9、CEA 和 CA125。

（1）CA19-9。CA19-9 是一种特有的糖蛋白，在很多正常组织中均有轻度表达。而胰腺癌细胞亦能分泌此类蛋白，且以几百倍甚至几千倍的程度表达。它的异常升高被认为与胰腺癌的关联性较大。有研究统计发现，CA19-9 在检测进展期胰腺癌时总体敏感性可达 90%、特异性达 80%。故 CA19-9 是唯一一个经 FDA 认可的可用于胰腺癌检测的肿瘤标志物。

（2）CEA。CEA 是一种大分子糖蛋白，广泛用于包括胰腺癌在内的消化道肿瘤的诊断、随访和疗效预判，被认为是一种广谱的肿瘤标志物。约有 30% 的胰腺癌患者可以观察到 CEA 升高。有研究发现，CEA 对胰腺癌诊断的敏感性高于 CA19-9，但因其特异度低容易导致误诊。

（3）CA125。CA125 是另一种大分子糖蛋白，早期被用于卵巢癌的诊断、随访和疗效预判，被认为是“卵巢癌相关抗原”。但随着 CA125 在肿瘤领域的广泛应用，人们发现多种上皮细胞来源的肿瘤（包括胰腺癌）均可释放此种糖蛋白，故CA125亦被认为是一种广谱的肿瘤标志物。其诊断胰腺癌的敏感度高于CA19-9，但特异度低，故亦容易导致误诊。

上述三种常见肿瘤标志物虽然对胰腺癌的诊断有指导意义，但仍然需要指出如下几个问题：① CA19-9虽然是胰腺癌的特异性肿瘤指标，但在胰腺癌早期升高不明显，早期筛查时漏诊率高。② CEA和CA125虽然敏感度高，但由于均是广谱的肿瘤标志物，其表达升高时并不能直指胰腺癌诊断。

综上所述，常见的这些肿瘤标志物在诊断胰腺癌时似乎并不“靠谱”。其实不然！很多临床研究发现如果将这些“不靠谱”的肿瘤标志物联合应用，取长补短，可以提高胰腺癌诊断的准确率。有研究结果显示，那些“Lewis”抗原基因缺陷的胰腺癌患者（这类患者CA19-9不表达），联合CEA和CA125检测可以明显减少胰腺癌的漏诊。还有研究发现，当胰腺癌患者血检测提示CEA、CA125、CA19-9均阳性（所谓的“三阳性”），且CA19-9高于1 000单位/毫升（U/ml）时，可能提示患者体内存在“隐性转移病灶”，预后不佳。

20 为什么筛查胰腺癌一定要检查肿瘤标志物 CA19-9

在胰腺癌筛查中，有一项肿瘤标志物的检测是必不可少的，那就是 CA19-9，它被认为是与胰腺癌密切相关的。

CA19-9 是一种特有的糖蛋白，它存在于正常胰、胆管细胞、胃、结肠和唾液腺上皮细胞中，但含量不高。而胰腺癌细胞可以分泌此蛋白，常导致血中 CA19-9 水平异常升高。据研究显示，CA19-9 对进展期胰腺癌诊断敏感度为 90% 左右、特异度为 80% 左右，是目前公认的胰腺癌筛查、诊断、随访以及疗效预判的重要肿瘤标志物，也是唯一一个经 FDA 认可的可用于胰腺癌检测的肿瘤标志物。

CA19-9 检测在胰腺癌诊治领域有四大独特的作用。

（1）CA19-9 是胰腺癌的筛查指标。CA19-9 虽然在肝癌、胆管癌、胃癌、结直肠癌中均有不同程度升高，但在胰腺癌中升高尤为明显，且对中晚期胰腺癌的诊断提示作用最甚。由于部分早期胰腺癌 CA19-9 升高往往不明显，因此不建议单独应用于早期筛查，建议配合 CA125 和 CEA 等其他肿瘤标志物一起检测以降低漏诊率。

（2）CA19-9 是胰腺癌的疗效预测因子。胰腺癌细胞分泌 CA19-9 的高低，可以直接反映胰腺癌细胞的多少。一般认为化疗后肿瘤标志物 CA19-9 明显下降的患者其肿瘤缩小的概率会更高。这个预测作用在外科也同样适行。有文章认为，CA19-9<1 000 单位/毫升的胰腺癌患者中 55% 的人可以接受手术治疗；而 CA19-9>1 000 单位/毫升的患者中 89% 的人往往已经无法进行手术根治。

（3）CA19-9 是胰腺癌的复发预测因子。临床经验发现在胰腺癌治疗或随访过程中如果一贯平稳或持续下降的 CA19-9 突然有所升高，那么就需要警惕胰腺癌复发进展的苗头。这时通过 CT 或磁共振（MRI）等影像学手段去寻找肿瘤的踪迹，往往会有所收获。但需要注意的是，在 CA19–9 随访中我们需要排除那些血糖控制不良的糖尿病患者和有胆道梗阻的胆管炎患者，因为这些患者 CA19–9 的升高往往和基础疾病相关。

(4) CA19-9 是胰腺癌的独立预后因子。CA19–9 是预测胰腺癌不良预后的因子。有调查发现，CA19–9 低分泌患者预后好，不容易出现肝脏转移，且短期的化疗和放疗即可控制疾病进展。而那些 CA19–9 过度升高的患者，无论是起病时特别高还是手术或放化疗后下降不明显，均提示生存期较短。

最后需要指出的是，“Lewis” 抗原基因缺陷的这一类胰腺癌患者由于基因缺陷不能分泌 CA19–9，导致 CA19–9 检测假阴性，故容易漏诊。

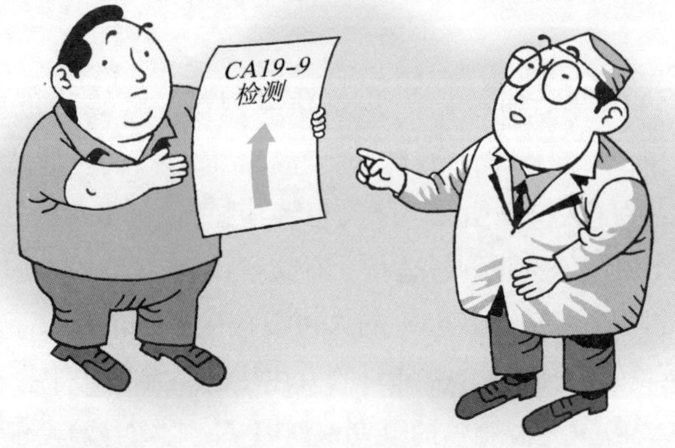

CA19–9 检测必不可少

21 怎样才能早期发现胰腺癌

胰腺癌的恶性程度很高，根治性肿瘤切除术是目前唯一的治愈手段，所以早期发现才是保证良好预后的关键。

由于胰腺癌的发病率不高，疾病成因复杂，目前尚未形成统一的筛查方案。较为公认的筛查手段是血清标志物 CA19-9 的检测。但由于早期胰腺癌 CA19-9 阳性率低，建议检查时联合其他肿瘤标志物如 CEA、CA125 等一起检测。

除血象检查外，影像学检查也是胰腺癌筛查的另一种有效手段，主要包括 B 超、CT、磁共振（MRI）、超声内镜（EUS）等。

临床上最常用的是 B 超检查。胰腺由于位置深，超声检查时容易受表面胃肠气体干扰，常常看得不够真切。所以在早期筛查方面超声内镜更受推崇。超声内镜是在胃镜引导下的超声，可以隔着胃壁通过超声探头发现胰腺内约 1 厘米大小的微小病变，还能了解病变与周围组织的结构关系，对早期胰腺癌的诊断率较高。国外的一项胰腺癌筛查试验显示，超声内镜、CT 和磁共振发现胰腺癌的准确率分别为42%、11%、33%。故国际胰腺癌筛查峰会上，多学科专家一致将超声内镜和磁共振作为胰腺癌早期筛查的工具。

目前已经达成一致的是，胰腺癌高危人群是筛查的目标人群（有遗传倾向的高危人群是主要对象）。但是对于几岁开始筛查、间隔多久筛查及早期病变如何处理等问题仍然存在争议。所以胰腺癌的早期筛查还需要到大型的医疗机构寻找有经验的肿瘤科医生进行，并密切随访。

22 临床上胰腺癌是如何分期的

肿瘤的临床分期是通过一种通用的表达方式来描述某个恶性肿瘤的数量、大小及转移情况，并对其进行分期。这种分期方式是医生间交流肿瘤病情的标尺，通过它还可以预测预后，指导临床医生制订合适的治疗方案。

目前在胰腺癌的评价中，由美国癌症联合委员会（AJCC）组织编写的 TNM 分期系统是国际上最为通用的，已被广泛认可和应用。此分期主要分 T、N、M 三个参数。T 代表原发肿瘤的范围、脏器的浸润深度；N 代表是否存在肿瘤邻近区域淋巴结转移及转移的程度；M 代表是否存在原发病灶以外的其他器官、部位的远处转移。其中 T 又包括 X、0、1、2、3、4，N 包括 X、0、1，M 包括 0、1，X 表示“不清楚或不能确定”。最终根据 T、N、M 三个参数的不同组合，如 $T_2N_0M_0$、$T_3N_1M_1$ 等，给出 0 到Ⅳ期一共 7 个分级。另外，患者的出院小结中会出现如下的字样“$pT_2N_1M_0$”，其中“p”代表的是根据术后病理结果所做的诊断，如遇见字母“c”则表示是根据临床检查而做的诊断，而字母“r”则表示是术后复发时做出的诊断。

（1）胰腺肿瘤 TNM 分期（AJCC 2010）。具体如下。

T——原发肿瘤
Tx：原发肿瘤无法评估。
T_0：无原发肿瘤证据。
Tis：原位癌（包括 PanIN-3）*。
T_1：肿瘤局限于胰腺内，最大径≤ 2 厘米。
T_2：肿瘤局限于胰腺内，最大径＞ 2 厘米。
T_3：肿瘤超出胰腺范围但未侵犯腹腔干或肠系膜上动脉。
T_4：肿瘤累及腹腔干或肠系膜上动脉（不可切除原发肿瘤）。

（续表）

N——区域淋巴结
Nx：区域淋巴结无法评估。
N_0：无区域淋巴结转移。
N_1：区域淋巴结转移。
M——远处转移
M_0：无远处转移。
M_1：有远处转移。

注：* PanIN-3 是癌前病变，是导管上皮细胞核的型增生，极有可能发展为浸润性癌。

（2）胰腺癌病理分期（AJCC 2010）。具体如下。

分期	T	N	M
0	Tis	N_0	M_0
ⅠA	T_1	N_0	M_0
ⅠB	T_2	N_0	M_0
ⅡA	T_3	N_0	M_0
	T_1	N_1	M_0
ⅡB	T_2	N_1	M_0
	T_3	N_1	M_0
Ⅲ	T_4	任何 N	M_0
Ⅳ	任何 T	任何 N	M_1

故根据上述列表可以很容易地对患者病情进行分期。一般认为 0 到ⅡA 期属于早期，ⅡB 和Ⅲ期属于局部晚期，Ⅳ期则属于晚期。

23 为什么要对胰腺癌病情进行分期

胰腺癌的分期，除了可以粗略地区分“早期胰腺癌”“局部晚期胰腺癌”和“晚期胰腺癌”外，更重要的是能够帮助医生对每一位患者在疾病各个阶段，包括治疗前、治疗中和治疗后进行准确的预判，进而选择合适的治疗方案。

（1）治疗前分期。治疗前的病情分期，可以粗略地估计患者可能的生存时间。更重要的是，病情分期可以指导最佳治疗方案的选择和制订。例如，ⅡA 期及更早期的胰腺癌可以接受手术治疗；ⅡB 期和Ⅲ期的胰腺癌手术难度大，需要先接受化疗，争取后续的手术机会；而Ⅳ期的患者由于已经出现远处转移，则只能接受姑息化疗。

（2）治疗中分期变动。在治疗过程中，动态的病情分期也很重要。例如，某个胰腺癌患者在接受化疗后病灶较前增大了，甚至出现了原先没有的远处转移，TNM 分期上升到Ⅳ期，提示化疗疗效不佳，需要更换治疗方案。

（3）临床分期的修正。临床上分期是根据病情变化而变动的，除了疾病进展导致分期上升，也有降期的时候。例如在手术前，根据影像学的证据，认为有淋巴结转移，但是手术后的病理并未找到恶性淋巴结，这时候分期需要调整。同时无论术前如何分期，由于手术切除了原发病灶和转移的淋巴结，当后续仅出现远处转移时，复发后的诊断只能表述现有的病灶情况，如“$rT_0N_0M_1$”则表示目前没有胰腺病灶，没有淋巴结转移，仅有远处转移灶，让人一目了然。

肿瘤临床分期通过统一的表述格式，把病情“标准化”，这样更方便选择适合患者病情的治疗方案。同时“标准化”后的病例数据也更方便医生在学术领域的交流和研究。

24 为什么要对胰腺癌患者进行体能状况评估

胰腺癌是一种恶性程度很高的肿瘤，80% 以上的患者在确诊时就存在不同程度的不适症状，需要进行手术、化疗、放疗，甚至局部微创手术等综合治疗。虽然各国的临床指南琳琅满目，但针对个人如何选择合适的治疗方案仍需反复斟酌。

随着医学的进步，新的药物和新的治疗方案层出不穷，也常见各类喜讯见诸报端：某某方案在胰腺癌治疗中获得新的突破。那么，为了追求更佳的疗效我们是不是可以直接照搬呢？以欧美推崇的“FOLFIRINOX”方案为例，此方案在欧美应用很广泛，临床试验显示其的确在晚期胰腺癌化疗中获得了很高的有效率和较长的生存时间。而且因为肿瘤缩小明显，尤其适合那些行根治手术难度大的患者。但由于此方案中三种药物联合应用，剂量强度大，临床试验中一半以上的患者出现了较严重的不良反应，可以耐受的患者较少，故国内推广较难。由于相同病期的不同胰腺癌患者的个体体能状态相差甚远，在这种形势下，非常需要有一种筛选模式，告诉我们什么样的患者或许可以耐受更强的化疗，以期让这一部分患者能获得更好的疗效。“体能状况评估”就是一个好的初筛标准。

胰腺癌因其疾病的特殊性，其体能状态评估不能简单按照患者的一般活动情况来区分。这里的“体能状态评估”需包括：体能状态评分（简称 PS）、疼痛、胆道梗阻和营养状况四个方面。一般认为只有 PS 评分 $\leqslant$ 1 分、疼痛控制良好、胆道通畅、体重稳定的患者才属于体能状态良好。而临床也认为体能状态良好的患者可以耐受更高强度的抗肿瘤治疗。通过这种形式可以轻松地把患者进行分层，为其选择个体化的、适宜强度的抗肿瘤治疗方案。

小贴士

PS 评分是评价患者体力活动状态的一种评分体系，通常采用美国东部肿瘤协作组（ECOG）评分系统，该系统共分为5分。通常认为≤2分的患者一般情况较好，可以接受化疗。

· 0分：活动能力完全正常，与起病前活动能力无任何差异。

· 1分：能自由走动及从事轻体力活动，包括一般家务或办公室工作，但不能从事较重的体力活动。

· 2分：能自由走动及生活自理，但已丧失工作能力，日间可以起床活动的时间不少于一半。

· 3分：生活仅能部分自理，日间一半以上的时间卧床或坐轮椅。

· 4分：卧床不起，生活不能自理。

· 5分：死亡。

25 诊断胰腺癌时为何优先推荐超声内镜检查

超声内镜（EUS）是将内镜和超声相结合的消化道检查技术。它是将微型高频超声探头安置在内镜的顶端，当内镜插入体腔后，除了内镜可以直接观察消化道黏膜病变外，还可以利用内镜下的超声对黏膜内甚至周围组织进行实时扫描。通过超声内镜可获得胃肠道的组织结构特征及周围邻近脏器的超声图像。而胰腺正是这里所说的胃肠道邻近的脏器！

由于胰腺组织隐藏在胃后壁的后方、腹腔的最深处，周围包绕着众多重要的脏器和血管，如胆总管、十二指肠等，故胰腺肿瘤常常难以被发现，而获取胰腺组织更是不易。EUS 检查的优势即在于从胃肠道入手，探头紧贴胃壁或十二指肠壁，可对胃周腹腔进行实时扫描，清晰显示全部胰腺组织、胆管全长及胆囊。临床上高度怀疑胰腺癌，但胰腺 CT 检查未发现可疑肿块时，优先推荐进行 EUS 检查。

除了单纯的检查外，EUS 较 CT 和磁共振的优势还在于，如果在 EUS 探头旁加入穿刺针，可以在超声引导下隔着胃壁行胰腺癌组织的穿刺活检术，整个操作不但准确性高，还不易误伤周围重要脏器，是目前胰腺穿刺活检的重要手段。

26 做超声内镜时，患者需要做什么准备

胰腺癌患者行超声内镜检查其实就是做了一个稍微复杂些的胃镜，这个胃镜设备中带有超声探头，通过探头可以隔着胃壁观察和了解胰腺肿瘤的情况，必要时还可以穿刺活检获取肿瘤组织以帮助诊断和治疗。

那么，做超声内镜前患者需要做哪些准备工作呢？

1）患者需空腹 4 ~ 6 小时以上，检查前一天晚饭应进食少渣、易消化的食物。

2）有高血压、糖尿病等基础疾病的患者，检查前需按时用药控制血压和血糖。

3）口服抗凝剂者如需穿刺活检，则需停用阿司匹林 7 日以上、华法林 5 日以上、低分子肝素或利伐沙班 24 小时以上。

4）为减少胃液分泌及胃蠕动，增加内镜视野清晰度，术前 15 ~ 30 分钟可使用解痉剂、祛泡剂或镇静剂。

5）治疗前患者口含服利多卡因胶浆局部麻醉及润滑食管，以减少入镜不适感。

6）行上消化道超声内镜检查时患者通常取左侧卧位，双下肢微曲，解开衣领，放松腰带，头稍后仰，方便内镜进入。

7）入镜后不能用牙齿咬镜，身体及头部亦不能随意转动以影响内镜操作。如有不适症状，且不能忍受时，可用手势向手术医师或护士示意。

8）普通内镜检查完成后 2 小时内禁食、禁饮。

9）如完成内镜下穿刺活检术，术后 4 小时禁食、禁饮。

27 对比增强 CT 和 MRI 检查在胰腺癌诊断中的优缺点

CT 和 MRI 在胰腺癌诊断中都常有应用，有时 CT 检查后还需要 MRI 复查，那么两者之间有什么区别，该如何选择呢？

CT 是应用 X 线对人体进行一定厚度的扫描，再通过模拟 / 数字转换器在计算机中形成薄层切片的图像。而 MRI 是将人体置入强大均匀的磁体空间内，通过磁场的变化来记录人体内最多的氢原子的运动情况，通过电脑信号采集和重建技术建立人体图像。虽然 CT 和 MRI 的成像机制不同，但是他们的成像形式是相同的。如果把人体比作一个土豆，那么其成像就是将土豆进行层层切片来了解土豆内部的形态变化。无论是 CT 还是 MRI，胰腺癌的诊断均需要做增强造影（静脉注射造影剂以区分正常组织和肿瘤组织）。

CT 和 MRI 在腹部成像上均有较高的清晰度，故在胰腺癌的诊断上准确率较高，但两者仍有细微的差别。

1）MRI 能敏感地检测出组织成分中水含量的变化，因此较 CT 能更早地发现肿瘤病变，对合并水肿性胰腺炎的病灶显像优于 CT。

2）MRI 较少产生 CT 检测中的伪影，成像准确率高。

3）MRI 造影剂过敏率低，且无电离辐射，对患者损伤小。

4）MRI 技术含量高，价格较 CT 昂贵，一般检查等待周期长。

5）MRI 成像时间长，昏迷、躁动的患者常因不能配合检查而无法获得清晰的图像。

6）MRI 检查室内存在强大的磁场，装有心脏起搏器、体内外有金属物品者均为禁忌。

综上所述，CT 和 MRI 是两种机制不同的检查方法，两者各有千秋，但在胰腺癌诊断上总体无明显差别，仅在个别特殊病例和患者身上，需要根据具体情况做出选择。

28 反复 CT 检查对身体有害吗

胰腺癌患者需接受多个疗程的化疗，在复查和随访中均需要反复做 CT 检查，大多数情况下还需要静脉注射造影剂。很多患者心有芥蒂，反复 CT 检查的辐射和多次造影剂的注射会对身体造成伤害吗？

先说辐射问题。正常情况下，一次 CT 检查对人体的辐射剂量为 2 ~ 10 毫希。而这种辐射剂量是不是安全呢？一般认为每次接受的辐射剂量在 50 毫希以下都是安全的，超过 100 毫希才有可能产生直接的损伤。反复 CT 检查虽然辐射量得到累积，但总剂量仍然在安全范围内，所以总体来说还是安全的。

再说造影剂问题。目前 CT 常用的造影剂是含碘造影剂，可能会引起过敏反应。据资料统计，由 CT 造影剂引起休克的发生率约为千分之一，而由休克导致死亡的比例仅有万分之一，故不建议对造影剂行“过敏试验”（俗称“皮试”）。同时，CT 的造影剂还有肾功能损伤的不良反应，虽然发生率低（为 3% ~ 5%），但在慢

小贴士

检查辐射剂量参考值

- 胸透一次大约为 1.1 毫希。
- 胸片一次剂量 0.2 毫希。
- 头颅 CT 2 毫希。
- 胸部 CT 8 毫希。
- 腹部 CT 10 毫希。
- 骨盆 CT 10 毫希。

性肾功能不全的患者中，这个概率会明显上升，故选择增强 CT 时还需要综合考虑患者的基础疾病情况。

综上所述，CT 检查的损伤并不像平素以讹传讹的那么可怕，但仍需谨慎为之。如果治疗所需，建议在做完增强 CT 后多饮水，这样有利于尽快排出体内的造影剂，以减少对肾脏的损伤。同时糖尿病患者还需注意 48 小时内禁止口服二甲双胍。

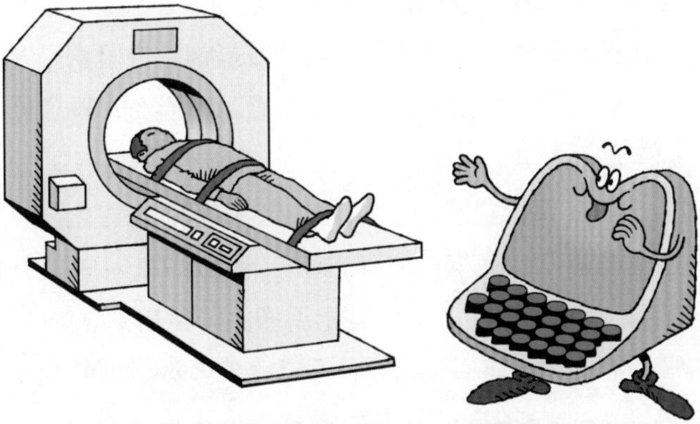

医学影像学检查的辐射剂量是在安全范围内的

29 为什么胰腺癌伴黄疸时需要做 MRCP 检查

很多患者常是因为皮肤和黏膜发黄而前来就诊，进而发现胰腺癌，而胰头部肿瘤更是容易侵犯并压迫胆总管造成胆汁淤积。当出现黄疸时医生常会建议做 MRCP，那什么是 MRCP？它对胰腺癌的诊治有什么作用呢？

MRCP 的全称是磁共振胰胆管成像，其实就是利用磁共振技术来显像胰腺和胆管的结构，并通过特殊的算法形成 3D 的胰胆管图像。当人体出现黄疸时常常提示胆管某个部位出现了阻塞，究竟阻在哪个位置，能不能疏通，都需要依赖影像学检查来明确。那么，选择哪种检查手段比较好呢？

对于胰腺，B 超检查常受肠内气体或操作者经验水平及设备性能的影响而无法探查仔细；超声内镜检查虽然避免了肠道胀气的干扰，但毕竟需要在胃镜下进行操作，患者心有芥蒂。CT 检查虽然“高大上”，但其仅提供横断面图像，无法看到胆道系统的整体结构，也很难准确确定病变的具体部位。而 MRCP 对胰胆管的显像却具有不可比拟的优势。其甚至无需增强（注射造影剂）即可显示胰胆管的形态，还可以通过 3D 重建技术消除单一面观察时周围结构如胃、十二指肠等对胆管的遮挡，让我们能够从不同角度、不同方向观察重塑后的胰胆管结构，了解胆管狭窄部位及程度，以帮助明确诊断并指导治疗。

30 胰腺癌为何会引起黄疸

胰腺癌患者常常会首先表现为皮肤或巩膜发黄，这种症状临床上称为黄疸。黄疸在实验室检查中以总胆红素异常升高为主要特征。

那么，胆红素是什么呢？胆红素是胆色素的一种，是人体胆汁中的主要色素，可分为间接胆红素和直接胆红素。间接胆红素是被人体回收的坏死的血红蛋白，它们被运送到肝脏后，被加工成直接胆红素。正常情况下，这些直接胆红素通过肝内胆管、胆总管最终排泄入十二指肠，在肠道内再吸收或随粪便排出体外。其实整个代谢的过程就是血红蛋白回收和利用的过程。

当坏死的血红蛋白异常增多（溶血反应）或者胆红素的排泄受阻（胆总管结石、胆管恶性肿瘤）时，胆红素就会反流进入全身组织和血液中，并在皮肤和黏膜处体现出来，即出现我们所说的黄疸。

胰腺癌所引起的黄疸往往与胆红素排泄不畅相关。在解剖结构上，胰头靠近胆总管的起始部，胰头癌时肿块更容易压迫胆总管而引起梗阻性黄疸。当肿瘤进一步侵蚀胆总管后，甚至可以完全阻塞胆总管，加重黄疸症状。当然，少部分晚期胰腺癌患者出现肝脏广泛转移，肿瘤侵犯肝内胆管时亦可引起进行性加重的黄疸症状。

31 腹水与胰腺癌有什么关系

什么是腹水？正常人体的腹腔内本就存在约100毫升液体，这些液体主要起到润滑腹膜的作用。但如果腹腔内液体过量，临床上则称之为腹水。腹水的起因很多，有良性的，有恶性的。“良性腹水”多由腹腔感染或营养不良引起；而“恶性腹水”常由各种恶性肿瘤腹腔转移引起。胰腺癌即是容易引起“腹水”的一种疾病。

胰腺癌的“腹水”是如何产生的呢？原因可能是多方面的。

1）晚期胰腺癌患者一般情况差，食欲明显减退，营养状况极差，可能由低蛋白血症引起腹水。

2）患者胰腺肿瘤转移至腹膜，并在腹膜中大量增殖，形成转移灶。腹膜转移灶刺激腹膜可导致大量渗出，由于肿瘤病灶本身亦可破溃、渗血，故常常引起血性的腹水。

3）肿瘤压迫血管等导致血液回流不畅，血管壁大量渗液引发腹水。

4）肿瘤转移至肝脏，导致肝功能受损，引起肝源性腹水。

综上所述，出现腹水不一定就有胰腺癌，而胰腺癌时出现的腹水也不全由肿瘤产生。一般情况下，如果胰腺癌患者开始出现腹水则需提高警惕，注意鉴别病因，如于腹水中探及肿瘤细胞，则大多数病期已属晚期，需给予姑息治疗，兼顾全身状况和局部病变。

32 胰腺癌一定会出现腹痛吗

腹痛是胰腺癌起病的常见症状，其典型的表现为束带样疼痛，即腰部一圈均会出现疼痛，且伴有腰背部牵拉痛。尤其是终末期的胰腺癌患者，多数受疼痛困扰，生活质量极差。那么，胰腺癌和腹痛是什么关系呢？

这要从胰腺的结构说起。胰腺位于人体腹腔深处，隔着腹膜，前面是肝脏和胃，后面是脊柱。在大多数情况下，胰腺肿瘤膨胀增大呈侵蚀性生长，可侵犯周围的脏器结构。由于肿瘤深在，腹痛往往持续且位置隐匿，症状不典型，与进食无关。当肿瘤向后生长，肿瘤通过神经转移侵犯腹膜后神经丛时，其疼痛感觉立时鲜明起来，可呈现出典型束带样疼痛。

需要提醒的是，束带样疼痛并不是胰腺癌的专利，还可见于部分胰腺炎、手术、外伤等导致的腹膜后假性囊肿、腹膜后纤维化、腹膜后慢性血肿和感染等患者，故出现疼痛症状时，首先要通过 CT、磁共振检查来进行诊断和鉴别。

综上所述，胰腺癌早期的腹痛症状往往不典型，容易误诊，而后续出现束带样疼痛症状时常常提示肿瘤已经出现神经转移，病期较晚。但无论何种原因引起的腹痛，在探寻病因的过程中切莫忽视止痛治疗。只有无痛环境才能提升患者生活质量，并能给予其战胜疾病的勇气和力量。

33 确诊胰腺癌后，为何还要做胸部 CT 检查

常有患者疑惑:“胰腺长在腹部，筛查胰腺癌时做腹部 CT 就好了，为什么还要做胸部 CT 呢？”的确，胸部 CT 检查只是为了看“胸”，与“胰腺”确实无关。但是胰腺癌病变有时不仅仅局限在腹部，其可以出现在肝、肺、骨、腹腔及脑等全身各个器官，所以理论上全身检查都是需要的。但其实临床上，肺是胰腺癌仅次于肝的第二高发转移脏器，是临床筛查的重点。那么胰腺癌诊断和治疗的过程中哪些情况下需要进行胸部 CT 检查呢（推荐增强 CT）？

（1）胰腺癌筛查诊断时。初诊胰腺癌时，明确胰腺癌临床分期对抗肿瘤治疗至关重要。此时胸部和盆腹腔 CT 检查是为了了解肿瘤是否已经转移，患者是否还存在胰腺癌根治手术的机会。

（2）完成新辅助治疗欲行手术切除时。手术前复查胸部 CT 也很重要，此时的检查是为了再次确认胰腺癌有没有远处转移，胰腺肿瘤有无根治手术的机会。

（3）晚期胰腺癌姑息治疗随访时。无法手术的胰腺癌往往恶性程度高，肿瘤进展迅速，在化疗的过程中随时复查胸部 CT 更为重要。晚期患者一旦出现肺部转移或肺部转移病灶增多则提示化疗疗效不佳，需及时调整治疗方案。

综上所述，胸部 CT 检查在肿瘤筛查和肿瘤治疗随访中都非常必要，肺部是转移瘤最容易逗留的器官之一，需随时复查以警惕转移的发生。

34 什么是经皮肝穿刺胆道引流术

经皮肝穿刺胆道引流（PTCD）是在B超或DSA的引导下，利用特制穿刺针经皮穿入肝内扩张的胆管，再将造影剂直接注入胆道，以显影肝内外胆管梗阻的情况。术中不但可以了解胆管情况，还可以通过扩张管疏通梗阻部位，甚至可以留置胆管支架永久扩张胆管狭窄部。术后亦可留置造影管引流阻塞的胆汁。总之，PTCD不仅可以通过造影剂成像来了解胰胆管狭窄、梗阻的部位，还可以及时疏通淤积的胆汁，改善黄疸症状。

由于PTCD直接从皮肤经肝脏组织置管进入胆管，且需长期留置导管和引流袋，不仅给患者带来活动上的不便，也容易出现穿刺点的感染。但PTCD也有其优势，如操作相对简单，只要存在明确的肝内胆管扩张的梗阻性黄疸患者即可行此类治疗。如果患者符合手术要求欲行PTCD治疗需注意以下问题。

1）术前需禁食水4～6小时。

2）术后无需严格卧床，不建议反复冲洗引流管。

3）术后皮肤固定引流管，平素活动需防止引流管意外脱落。

4）术后穿刺口每2～3天消毒1次，并更换纱布（如局部无红肿和渗出，后期可适当延长换药间隔）。

5）留置的引流袋需每周更换1次，引流管需每2个月更换1次。

6）术后少脂饮食。

35 什么是内镜下胆管引流术

经内镜逆行性胰胆管造影术（ERCP）是在十二指肠镜的引导下，将造影导管插入十二指肠乳头开口部，并注入造影剂行 X 线摄片，以显示胰胆管狭窄、梗阻的情况。在此基础上，可在狭窄的胆总管置入支架以扩张胆管引流胆汁。ERCP 在胰腺癌患者中主要用于解除肿瘤导致的胆总管阻塞。

ERCP 治疗对人体损伤小，导管留置在胆总管内，引流方便，是疏通胆总管首选的治疗方法。但由于其操作复杂，体弱且无法耐受长时间十二指肠镜操作的患者和既往接受过复杂胆管改道手术的患者不建议行此项治疗。

如患者符合手术要求欲行 ERCP 需注意以下问题。

1）术前需空腹 12 小时。

2）患者如合并内科疾病，如高血压、糖尿病、脑梗死等，术前应告知临床医生，且近期应将合并症控制在平稳范围内。

3）术后禁食、禁水 24 小时，且术前、术后 4 小时和术后 24 小时需行血淀粉酶检测，排除术后并发胰腺炎可能。

4）肿瘤患者胆总管放置金属支架（永久性置入器械）只是暂时解决由肿瘤压迫导致的胆总管阻塞问题，如疾病持续进展，可能会再次出现黄疸。

36 PET-CT 检查可以替代 CT 和 MRI 检查吗

PET-CT，即正电子发射计算机断层显像，是将 PET 扫描仪和螺旋 CT 设备完美融合，由 PET 提供病灶详尽的功能与代谢信息，CT 提供病灶的精确解剖定位，一次显像即可获得全身各方位的断层图像，灵敏、准确、特异且定位精确，目前主要应用于肿瘤的筛查。

PET-CT 检查和普通 CT 的区别主要在于它的造影剂，这也是它昂贵所在。PET-CT 所用的造影剂一般为氟代脱氧葡萄糖（^{18}F-FDG），是一种葡萄糖的类似物，注射后可以参与人体葡萄糖代谢。人体内的肿瘤组织和正常组织的葡萄糖代谢是有差异的，造影剂容易被代谢旺盛的肿瘤组织所吸收，而正常组织摄取量比较少。正是由于这种差异肿瘤在 PET-CT 影像上可表现出高亮的光影，医生以此来区分肿瘤和正常组织。这种造影剂在肿瘤代谢上的鉴别能力远远高于 CT 和 MRI，且全身扫描方便一次了解全身肿瘤情况，相对于传统的检查方法存在很大优势。

但 PET-CT 也有它的弱势：①假阳性：炎症和个别正常器官（如脑、心脏、肝脏）代谢旺盛，葡萄糖摄取较多，影像学可呈阳性表现。②假阴性：部分肿瘤体积过小，造影剂浓聚不明显；肾脏、输尿管和膀胱在排泄造影剂的过程中也可显示为高亮，掩盖了可能的肿瘤影像；部分肿瘤由于葡萄糖摄取较少（如胃肠道肿瘤），或缺乏血供（如胰腺癌），故造影剂代谢不明显，容易漏诊。③造影剂 FDG 存在辐射，检查者 24 小时内需减少与他人的接触。④价格昂贵。

虽然 PET-CT 的应用已经普及，但 CT 和磁共振仍然是目前最经济有效的检查方式。在了解病灶与邻近组织位置关系或病灶大小测量方面，CT 和磁共振仍然不可替代。

37 PET-CT 的辐射大吗？检查时需要注意什么

随着医疗条件的改善，越来越多的人选择使用 PET-CT 来筛查肿瘤，其本身具有灵敏、准确、特异且定位精确的特点。那么，PET-CT 检查辐射剂量大吗？检查时需要注意什么？

PET-CT 其实是利用放射性核素来显像、通过 CT 设备来定位的一种高端检查手段。从它的检查原理我们就可以获知其有两个辐射源，即放射性核素的造影剂和 CT 检查的 X 线。

首先，来看 CT 扫描。目前我们常用的 PET-CT 采用的是比普通 CT 低的电流，故较一般 CT 检查接受的辐射剂量更低。而最新的 PET-CT 设备更是将受检者的辐射剂量下降到了约 3.8 毫希，这个剂量比我们每日接受的天然辐射剂量 1 ~ 2 毫希也仅仅高了一点。所以 CT 扫描相对比较安全。

其次，来看放射性核素。目前绝大多数 PET-CT 所用的造影剂是氟代脱氧葡萄糖（^{18}F-FDG)。其可发射正电子所产生的高能 γ 射线，每次检查的辐射剂量为 4.7 ~ 7.8 毫希，最新的 PET-CT 设备甚至降到了 3.9 毫希以下。且此类放射性核素的衰减和排泄速度很快，几个小时内就会完全从人体内消失，故对机体的损伤很小。

做 PET-CT 时要注意什么呢？首先，做 PET-CT 前一定要禁食 4 小时以上，避免进食的糖分干扰造影剂的显像。其次，也是最重要的，做完 PET-CT 后要多喝水，这样有助于造影剂从尿液中排出。大多数情况下，在注射 2 小时后大部分造影剂已经从体内排出。这时对周围 1 米范围内人群的辐射可以下降到 0.01 毫希 / 小时以下，已经比较安全了。当然还需提醒的是，在检查后的几个小时内尽量避免尿液沾染衣物，排便后及时洗手。24 小时内尽量不要近距离接触孕妇和儿童。

38 胰腺癌诊断的金标准是什么

诊断一种疾病需要了解其多方面的表现，临床上称之为“诊断依据”，其中包括：症状、体征和各种辅助检查的结果。症状，是患者主观上感受到的身体变化；体征，是医生通过看、听、触摸或借助简单的工具（如听诊器）发现的患者身体变化；而辅助检查内容就更多了，简单的有胸片、心电图、血液检测等，复杂一些的还有CT、磁共振（MRI）、内镜检查（如超声内镜）、病理学检查等。诊断任何一种疾病，都需要这些“证据”的辅助。在这么多证据中，最具权威性的一项“证据”则被称为诊断的“金标准”。

在胰腺癌诊断中，虽然临床症状和体征就可以给出提示，但这些“证据”主观意识性太强，诊断主要依赖主诊医生的经验，极易出现误判。在医疗技术进一步发展的今天，诊疗水平已经从既往的经验性诊断进入了辅助检查阶段，更多的客观“证据”，如实验室检测（肿瘤标志物）、超声内镜、CT、MRCP、病理学检查等都可以帮助我们鉴别疾病。但无论是超声内镜、CT，还是磁共振检查都只能告诉我们“胰腺上有个像肿瘤的肿块”。虽然在大多数情况下通过不同的影像学显像，我们可以把胰腺癌判断得八九不离十，但毕竟这些都是侧面的证据。最接近疾病真相的，还是在胰腺肿块上获取组织细胞来进行病理学检查，所以，病理学检测才是胰腺癌诊断的“金标准”。

39 病理结果已明确诊断，为何还要加做免疫组化

我们已经知道病理学诊断是胰腺癌确诊的必要条件。一个合格的病理学诊断需要包括哪些内容呢？首先，病理医生需要对手术或穿刺获取的“组织”（已做过处理）进行肉眼的观察和大体形态的描述；然后将“组织”置于显微镜的低倍镜下观察组织上的细胞整体分布（肿瘤细胞的生长往往杂乱无章，组织会失去原有的结构）；最后在高倍镜下仔细观察细胞内部的表现。通过显微镜的帮助，大多数情况下可以判别肿瘤细胞的性质，甚至可以了解其大致来源。但这种比较原始的形态学观察方法也经常容易导致漏诊和误诊。这就需要引入免疫组化来进一步甄别。免疫组化是在抗体上标识显色剂用以显色可疑组织上特异抗原的一种检测方法。通过对可疑肿瘤组织上的抗原进行筛查，来识别肿瘤性质和来源。

其实，我们常常狭义地把免疫组化看作是病理诊断的辅助工具。这个没错，通过免疫组化的多项指标检测，可以比较容易地鉴别组织细胞的性质和来源，使病理诊断变得简单明了。但除了诊断以外，免疫组化还可以给我们更多有益的提示。

（1）提示肿瘤细胞增殖速度，预测肿瘤结局。类似 Ki-67、PCNA 等免疫组化指标并不限于某种肿瘤，主要在于预测细胞增殖速度，如表达阳性则提示恶性程度高，结局很差。

（2）提示肿瘤治疗的用药。在很多肿瘤中均可表达 C-erbB-2，如其呈强阳性则建议使用 HER-2 抑制剂治疗。在乳腺癌和胃癌中此种靶向治疗已经呈现非常好的疗效，故此免疫组化指标已经成为这两个瘤种的标配。

40 胰腺癌手术前是否均需要穿刺获取病理学结果

前面已经提到病理学检查是胰腺癌诊断的“金标准”。由于胰腺癌病情复杂，诊断困难，误诊率高，所以病理学结果往往是临床医生诊断的“尚方宝剑”，有了它医生才可有的放矢地进行抗肿瘤治疗。但是我们也知道胰腺位于胃的后方，腹背均有重要脏器，还被胆囊、胆总管和十二指肠所包绕，并不是所有胰腺癌的组织都能轻松获取病理。这种情况下该怎么办呢，是不是一定要等待病理结果才能进行治疗呢？

回答是否定的。对于胰头部占位，如果患者的临床表现及影像学检查结果均直指“胰腺癌”，患者本身又符合行胰十二指肠切除术的条件，手术可无需病理学诊断结果。但为了避免误诊，手术前强烈推荐多学科综合诊治（MDT）讨论，对自身免疫性胰腺炎等良性疾病行进一步鉴别，以避免手术误切。即便谨慎至此，对那些性质不明的胰腺占位性病变，特别是难以和炎症鉴别的病灶，误诊仍不可避免，所以术前和患者及其家属的沟通至关重要。

还需要注意的是，下述情况下必须有明确的病理学诊断：①在手术切除胰腺癌前拟行新辅助化疗。②不可切除的胰腺癌拟行放化疗。③开腹探查发现肿瘤不可切除，拟行姑息的手术治疗。

小贴士

胰腺癌获取病理组织首先推荐行超声内镜（EUS）引导下的穿刺活检，如影像学检查表现典型而病理学诊断为阴性，建议至少再重复取材1次。在开腹探查中发现肿瘤不可切除者，可使用活检针直接穿刺或经十二指肠穿刺活检，后者可避免因穿刺引发的胰瘘。

41 胰腺穿刺活检是超声内镜下穿刺好还是经皮穿刺好

在胰腺癌诊断中，获取肿瘤组织进行病理学检查是确诊的关键。因为肿瘤的病理学检查结果是诊断胰腺癌的“金标准”。但是胰腺组织位于腹腔深处，肿瘤常常被胆总管、十二指肠、腹腔大动脉等重要脏器和血管包绕，如何安全地获取可疑肿瘤组织行病理学检查是一大难点。

目前比较常用的手段是经皮胰腺穿刺活检术、超声内镜下细针穿刺术（EUS-FNA），哪种穿刺手段更好呢？我们来比较一下它们的优缺点。

（1）经皮胰腺穿刺活检术。在CT或B超引导下，使用穿刺细针经皮肤到达肿瘤位置，获取肿瘤组织。此种操作简单快捷，适用于大多数患者，但由于穿刺路径长，穿刺针常常无法避开肿瘤周围重要脏器或血管，容易导致穿刺失败。

（2）超声内镜下细针穿刺术。在胃镜帮助下，通过超声引导穿刺针隔着胃后壁穿刺进入胰腺癌病灶内获取肿瘤组织。此种操作适合那些可以配合胃镜检查的患者。由于仅仅隔着胃后壁这一层组织对胰腺肿瘤进行操作，超声显像清晰，穿刺路径短，可以避开大多数肿瘤周围组织，穿刺成功率高，是目前胰腺癌穿刺的首选方法。

综上所述，经皮胰腺穿刺活检术和超声内镜下细针穿刺术是我们常选的穿刺方式，各有利弊，其中EUS-FNA从安全性和成功率的角度更具优势。但即便如此，部分患者并不是一次穿刺就可以获取肿瘤组织，对于此种情况，反复的穿刺活检不可避免。

小贴士

胰腺癌的诊断性穿刺并不一定非要穿刺胰腺组织，对晚期胰腺癌患者来说，转移灶的穿刺也是很好的选择，如肝脏、肺、浅表淋巴结或皮下结节等，这些组织穿刺的安全性和成功率相对更高，也可帮助判断胰腺原发病灶的病理特征。

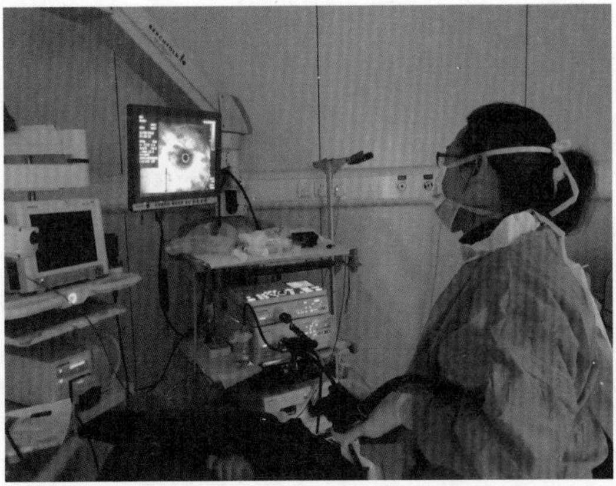

超声内镜检查

42 胰腺癌穿刺活检会导致肿瘤扩散吗

胰腺癌的诊断依赖于病理学检查结果，而除手术以外获取肿瘤组织的另一重要手段就是穿刺活检。

有人认为穿刺活检时穿刺针夹取肿瘤组织的过程会导致肿瘤细胞的扩散和转移，故不建议行穿刺检查。而实际上这种穿刺活检在临床上是非常必要的，因操作而导致肿瘤扩散的概率很低！

首先肿瘤的生长与肿瘤本身的恶性程度及人体自身的免疫情况相关。肿瘤恶性程度越高，其可适应的生存环境也越恶劣。但大多数的肿瘤仍然需要在适宜的环境下才可以生长，所以由于穿刺的原因单纯地将肿瘤细胞带到其他环境，如血供不丰富的皮下组织，这些细胞很难存活下来。

其次是机体免疫力，即使少量肿瘤细胞被穿刺针带到身体其他部位，也很快会被免疫系统发现并杀灭，很难存活。

另外，目前胰腺癌穿刺时大多选择超声内镜下的细针穿刺，不但穿刺针细，不易残留肿瘤细胞，而且穿刺路径缩短，穿刺成功率高，使穿刺导致的转移概率下降。全球著名的美国梅奥医学中心收集了 2 000 多例病例的最新研究表明，细针穿刺活检并不会导致肿瘤细胞播散，相反，这项操作对无法手术的胰腺癌患者明确病理学诊断是非常重要的。

43 病理报告中的“高”“中”“低”“未”分化是什么意思

“高分化腺癌”“中分化腺癌”“低分化腺癌”“细胞未分化”都是病理报告上常见的术语，那么，这些术语都是什么意思呢？简单来说，组织分化越高，形态及生物学功能与原有的组织相似度越高，恶性程度越低；而分化程度越低，其细胞形态及功能与原有组织差别就越大，恶性程度就越高。当细胞呈“未分化”状态时，肿瘤在显微镜下甚至无法看清原有的组织形态，无从追根溯源。就像“千年老妖”，看不清楚原身，提示恶性程度极高。

另外，分化的程度也和细胞的增殖速度相关。人体在胚胎时期，细胞的始祖就是干细胞，干细胞在成熟过程中会逐渐分化为不同功能和形态的组织细胞。不同功能和形态的组织细胞最终又会组成各自的器官。原始的干细胞分化程度低（可以说是未分化状态），增殖速度快，具有多向分化的潜质（可以变成各种形态的细胞），是胚胎发育的基石。当干细胞向某个特定方向分化时，其分化程度逐渐增高，增殖速度趋缓，如最终形成胰腺导管上皮细胞后，我们可以在显微镜下看到胰腺组织内的腺管结构，这个时候的细胞分化程度最高，增殖速度最慢。

干细胞之所以称之为“干”，即指其是所有细胞的源头，其工作就是不停地增殖和分裂，确保机体需要的细胞源源不断地供应，就像“树干”。当细胞分化到成熟状态，细胞的功能越来越清晰，其发展方向就由量转质，细胞增殖的速度明显减缓，功能性越来越强，就像“树枝和树叶”。肿瘤细胞在干细胞分化过程的不同阶段“叛变”，就会留下不同时期的细胞分化特征：分化越低，细胞增殖速度越快，恶性程度就越高。

44 胰腺癌伴有神经内分泌分化是什么意思

我们平时所说的胰腺癌多指上皮细胞来源的胰腺肿瘤，以腺癌居多，占全部胰腺癌的 95% 以上。胰腺癌细胞本身具有异质性，即虽然都是腺癌细胞，但其肿瘤细胞间基因表型各不相同。甚至少部分胰腺癌的细胞类型还不相同，即除了腺癌以外还混合其他细胞成分。由于不同的肿瘤细胞对药物的敏感性不同，这种多元性给抗肿瘤治疗增加了很大难度。目前胰腺癌中比较常见的混合形式是“胰腺癌伴神经内分泌分化”，也就是说，在腺癌细胞的基础上还伴有神经内分泌肿瘤细胞的存在。神经内分泌肿瘤是一组起源于弥散神经内分泌系统的异质性肿瘤，可发生于全身多个组织和器官，是消化系统常见肿瘤。其中分化低的神经内分泌肿瘤被命名为神经内分泌癌，其恶性程度高，具有侵袭性。

由于胰腺癌的肿瘤异质性，在病理学检测时往往需要加测神经内分泌通用型的几个标志物（如嗜铬素 A、突触素、CD56 等）的免疫组化，部分病例可以看到在腺癌的背景下，存在少量神经内分泌指标染色阳性的细胞，这个比例一般不超过 30%。这些比例不高且不具有独立的神经内分泌成分的肿瘤组织，被称为腺癌伴神经内分泌分化，其生物学意义还不甚明确。如果神经内分泌成分的细胞含量大于 30%，则不再被诊断为胰腺癌，而被诊断为“胰腺神经内分泌肿瘤”，其发病率极低且治疗不同于普通胰腺癌。

为鉴别这些特殊的混合型肿瘤，除病理学检查外，还可以检测一些神经内分泌的肿瘤标志物，如 NES、嗜铬素 A 等。临床上这类混合型肿瘤内的腺癌细胞和内分泌细胞成分常会随着化疗进程而出现此消彼长的变化，故治疗中需随时复查各项肿瘤指标寻找端倪，必要时也可以反复穿刺活检以指导后续的治疗。

45 肿瘤标志物升高是不是提示肿瘤复发或进展

肿瘤标志物是一类特殊的化学物质，它在正常组织中含量很少，常由胚胎组织或肿瘤组织大量分泌产生。在正常成年人中肿瘤指标异常升高常提示肿瘤的存在。在临床抗肿瘤治疗过程中，我们亦常以此随访肿瘤的复发和进展。那么，当肿瘤标志物升高时是不是就意味着肿瘤进展了呢？

在正常情况下，我们认为肿瘤标志物的数量和肿瘤细胞的多少呈正相关，即肿瘤进展了，肿瘤标志物也会上升。但是这种情况也不是绝对的。曾有研究发现，14% 的肺癌、10% 的胃癌、7.6% 的结肠癌和 13% 的乳腺癌患者化疗初期在影像学检查并没有发现病情进展的情况下，也可以出现肿瘤标志物一过性升高。研究认为，在化疗初始阶段肿瘤标志物升高可能是用药后肿瘤细胞大量崩解坏死引起的，不能提示疗效。但如果肿瘤标志物持续升高超过 3 个月或升高幅度很大时，则需高度警惕肿瘤进展。

综上所述，肿瘤标志物并不是判断肿瘤进展与否的可靠指标。当出现肿瘤标志物异常升高怀疑肿瘤进展时，还是应该寻找肿瘤科医生行相应的影像学检查，以寻找肿瘤增大或复发的蛛丝马迹，切不可妄自揣测。

46 胰腺癌需要做基因检测吗

既往在肿瘤诊断和治疗时往往看重肿瘤细胞的来源（如是胰腺癌还是肺癌）及肿瘤细胞的病理成分（如是腺癌还是鳞癌），其实这些只是肿瘤细胞的表型，而产生肿瘤的最终根源是基因的病态改变。

人类基因组计划由美国科学家率先提出，由多国科学家参与，历时 15 年，终于在 2005 年揭开了组成人体 2.5 万个基因的 30 亿个碱基对的秘密。这个伟大的基因组计划告诉我们什么样的基因是正常基因，什么样的基因可能产生肿瘤。这使我们可以预先发现致癌基因，预见疾病的发生。通过基因检测我们可以发现很多类似肿瘤“开关”的基因，医学上称为“驱动基因”。如果这些基因表达被抑制，往往可以延缓肿瘤的生长，这正是靶向治疗的原理。同时，我们也发现部分因基因修复错误所导致的肿瘤可能激发机体的免疫应答，而这种免疫应答对肿瘤来说可能是致命的，这就是现今比较热门的免疫治疗。

那么，胰腺癌患者要不要做相关的基因检测呢？回答是：可以推荐，但阳性结果比例不高！

目前多项临床研究结果已经证实存在基因修复错误的这部分肿瘤，不限瘤种，免疫治疗可能有效。所以在 2019 年美国国家综合癌症网络（NCCN）胰腺癌指南中加入了行 *MSI* 或 *MMR* 检测的建议，但在胰腺癌中这一检测阳性的比例极低（<2%）。

胰腺癌中有 5% ~ 10% 的患者有遗传背景。虽然胰腺癌患者可能已经无法从这些基因检测中获益，但其子女、兄弟姐妹却可以从这些危险信号中提高防癌的警惕性，积极筛查肿瘤。

基因检测可以指导抗肿瘤治疗，可以帮助我们寻找到有用的“驱动基因”，尝试靶向治疗。通过基因检测还可以了解到体内是否存在错误的 DNA 片段，这些信息可以提示应用免疫治疗是否有价值。

47 外周血中检测到肿瘤细胞或肿瘤 DNA 可以预测胰腺癌复发吗

液体活检是目前比较新颖的词汇，主要是指通过外周血中游离的肿瘤细胞或基因片段等作为循环肿瘤标志物来动态反映肿瘤情况。其优势在于创伤小，便于重复采样，在很大程度上接近病理学诊断结果。目前应用比较多的是循环肿瘤细胞（CTCs）和循环游离 DNA（cfDNA）检测。

CTCs 是从肿瘤瘤体脱落播散进入患者外周血中的肿瘤细胞。通过检测患者外周血中是否存在 CTCs，可以判断患者是否具有转移、进展的高风险，甚至可以判断治疗疗效。但 CTCs 的捕获和鉴定始终是技术上的难题，最新科技提高了外周血中肿瘤细胞的识别率，使这种检测更接近真相。研究发现，局部晚期胰腺癌患者如治疗开始前外周血中 CTCs 或治疗过程中 CTCs 计数增加，均提示肿瘤恶性程度高，预后不良。

cfDNA 是细胞破裂后释放到体液中的 DNA 片段，其中来源于肿瘤细胞的 DNA 片段可携带肿瘤特异性基因表象。通过检测 cfDNA 中肿瘤基因组变异特征，可以早期诊断胰腺癌、指导治疗和判断预后。由于肿瘤治疗过程中肿瘤基因的改变往往会导致药物的耐药、方案的更替，所以积极随访 cfDNA 变化可以更简便地了解肿瘤基因的变化情况。

虽然 CTC 和 cfDNA 已被应用于肿瘤的诊断与治疗中，但它们的弊端也不容忽视。CTC 检测的是肿瘤细胞，由于捕获数量少，无法进行定性分析，且目前的科技只能提高肿瘤的识别率，无法完全肯定肿瘤细胞的性质，所以只能作为肿瘤诊断的辅助工具。而 cfDNA 因受外周血中 cfDNA 片段数量的影响，所以病期为晚期且长期未接受化疗的患者检测阳性率才更高。

治疗课

48 什么是胰腺癌多学科协作诊治

多学科协作（multidisciplinary teamwork，MDT）是指以患者为中心，针对特定疾病，依托多学科团队，制定规范化、个体化、连续性的综合治疗方案，是国际顶尖综合医院和专科医院的共识。

胰腺癌是一种非常复杂的疾病，发现时往往已处于中晚期，能获得手术根治的机会不多。既往对胰腺癌的诊治往往存在以下问题。

1）就诊科室或医生不同，治疗方案差异巨大，“公说公有理，婆说婆有理”。

2）存在多种治疗手段：手术、化疗、介入、靶向治疗、生物治疗等，患者不知道该如何选择。

3）患者对单一学科或医生的治疗效果有所担忧。

而胰腺癌多学科协作诊治的出现很好地解决了这些问题，对每一例胰腺癌患者，均采用圆桌会议的方式，各学科的专家充分解析患者的病情，各抒己见，甚至可以互相争论，所谓“真理越辩越明”，最后达成一致，给患者一个最佳的治疗方案，该手术的手术，该化疗的化疗，该穿刺的穿刺，避免了“一家之言”的偏颇，使患者受益最大化。

作为患方，所要做的就是去专业的医疗机构，就诊于专门的胰腺肿瘤 MDT 联合门诊。

49 多学科协作诊治能做些什么

怀疑胰腺疾病的患者，首先要做肿瘤标志物（CA19-9 等）检测和医学影像学（增强 CT 或 MRI）检查。如果临床上高度怀疑胰腺癌，就需要进行多学科协作诊治，寻找最合适的诊治方案。

在 MDT 讨论中专家团队会对胰腺疾病的性质进行初判，如果判定胰腺癌可能性比较小，可以定期随访，如果高度怀疑胰腺癌，则需要对胰腺病灶进行手术前的评价。

如果 MDT 讨论判定为手术可切除的胰腺癌可选择先行手术探查，如术中发现可以根治，则行根治性切除术，术后再行辅助治疗（化疗等）；如果术中发现无法行根治手术，则可行姑息性手术以改善胃肠梗阻或黄疸症状，同时获取肿瘤组织进行病理学检查。

如果 MDT 讨论认为肿瘤不可手术切除，则首先需在影像学技术协助下获取肿瘤组织，明确肿瘤病理学诊断。如胰腺癌同时伴有较严重的梗阻性黄疸，则先行胆道穿刺引流，待黄疸改善后再进一步评估：①若为可能切除（边界可切除）的胰腺癌，且患者体能状态较好，则先行新辅助治疗（化疗），几个疗程后再评估手术的可能性；而体能状态较差者先营养支持治疗，待情况改善后再考虑后续新辅助治疗和手术。②若为局部晚期或远处转移（不可切除）的胰腺癌，如患者体能状态较好，则行化疗或联合放化疗；一般状况较差者只能单药化疗或营养支持治疗。无论采取何种治疗措施，所有患者经治疗后都需规律随访。

胰腺癌的诊治流程比较复杂，技术和经验缺一不可，所以明确诊断后，最好到高通量（每年诊治胰腺癌超过 100 例）的胰腺诊治中心就诊。

50 胰腺癌的手术方式有哪些

胰腺癌手术因操作复杂使之蒙上了一层神秘的面纱。许多患者及其家属在就医期间对手术充满疑虑和恐惧，由此造成的巨大心理压力可能会影响治疗的进程，甚至会对治疗效果产生负面作用。因此，下面将通过简单的介绍让大家对胰腺手术有比较客观的了解。

在胰腺外科病房，经常会有患者问:“为什么一个脏器发生病变，手术却要切除5～6个不同脏器？”其原因在于胰腺病变位置特殊，正好处在人体上腹部的交通要道上。胰腺肿瘤往往会累及周围多个脏器，为免除后患，这些邻近的脏器也都需要被切除，即所谓的“根治”。

(1) 胰头癌。胰腺的头颈部或其邻近区域的癌肿，由于该部位有多个脏器交汇，所以手术时往往需要做多脏器的联合切除重建，称之为胰十二指肠切除术，即Whipple手术，其实完成切除工作之后，还需要通过“三个吻合（胰肠吻合、胆肠吻合、胃肠吻合）”来重建这“三条道路”，所以Whipple术是普外科最复杂、最巅峰的手术之一。由于胰头、胆总管下段、十二指肠三者形成一个整体的“C”形结构，就像一个完整的零件，无法单独拆卸或修理，所以该手术的切除范围包括整个胰头、胆总管中下段、胆囊、十二指肠、部分胃和部分小肠。如果肿瘤范围较大，影响了邻近其他组织和脏器，可能还需进一步扩大手术范围（比如再切除部分结肠）。

胰十二指肠切除术是胰腺外科最具代表性的手术，虽然手术涉及的脏器多、创伤大、相较其他手术而言风险较高，但这一手术方式经过近百年的发展和改良，并发症发生率相对较低，是目前胰腺癌切除的经典手术方式。

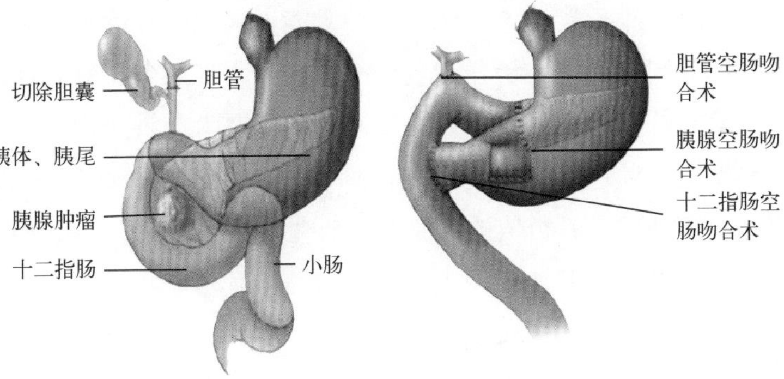

胰十二指肠切除术

（2）胰体尾癌。生长于胰体尾部的肿瘤，行根治术时为了保证彻底清除病灶，需切除整个胰体尾部和与之相连的脾脏，即“胰体尾脾切除术”。对于成年人来说，联合脾脏切除并不会对机体造成伤害。

胰腺癌因胰腺位置的特殊性，其根治性手术治疗往往伴随着较大创伤与较高风险，需要由专业的医疗团队，经详细全面的术前评估后制订周密的手术计划，绝不是简单的“一切了之”。相反，患了胰腺癌也不等于“世界末日”，随着手术技术的提高和手术器械的更新，胰腺癌手术的质量及安全性也有了长足的进步。腹腔镜、机器人等辅助的微创手术也已用于胰腺外科领域，造福患者。

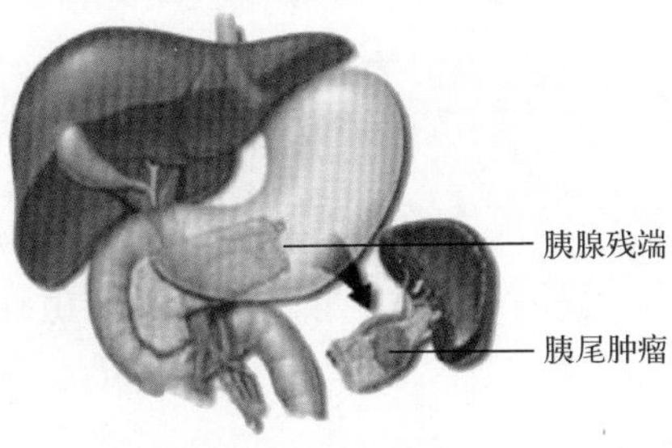

胰体尾脾切除术模式图

51 什么是胰腺癌根治术

胰腺癌能不能治愈关键在于手术能不能完全切除病灶。能够完全切除胰腺肿瘤并清理周围组织，最大程度避免其复发和转移的手术才是胰腺癌的根治术。那么，如何在术前就分辨出那些可根治切除的胰腺癌呢？临床上，除了观察肿瘤标志物（CA19-9、CEA、CA125 等）数值的高低外，最主要的还是通过 CT、磁共振（MRI）等影像学检查手段来明确。

“可切除胰腺癌”需具备下列条件。

1）无远处器官如肝脏、骨骼、脑、腹膜的转移。

2）影像学检查图像显示肠系膜上静脉和门静脉形态及结构正常，未受肿瘤侵犯。

3）腹腔动脉干、肝动脉、肠系膜上动脉周围脂肪界限清晰，未受肿瘤侵犯。

简而言之，就是“一张 CT、几根血管”，肿瘤是否能被切除，与其是否侵犯这些血管以及侵犯的程度有关。所以手术前的评估有时不仅需要做普通的增强 CT 或者磁共振，还需要针对血管进行专门的成像，如 CT 或磁共振水平的血管成像（CTA/MRA），以求了解肿瘤和血管的精确关系而指导手术。

胰腺癌的手术判定太过专业，且十分重要，最好到高通量（每年诊治胰腺癌超过 100 例）的胰腺专科去就诊，只有通过精密的影像学评估后才能做出准确的手术判断。胰腺癌的根治性手术切除是唯一可能令患者获得长期生存的手段，切不可因为误判而耽误治疗。

52 胰腺癌根治术包括哪些术式

胰腺癌患者只有接受胰腺癌根治术才有希望获得治愈。实际上，临床上只有 30% ~ 40% 的胰腺癌患者是可以接受根治性手术切除的，医学上称之为“可切除胰腺癌”，但随着医疗技术的进步，这个比例还在不断提高。那么，胰腺癌根治术包括哪些手术方式呢？

（1）**标准的胰十二指肠切除术**。手术切除范围包括胰头、十二指肠、第一段空肠、远端胃、胆囊、胆总管、部分肝总管。此术式切除范围较小，适用于比较“老实”（恶性程度较低）的胰头癌。

（2）**扩大的胰十二指肠切除术**。在标准手术切除范围的基础上，增加以下任何一项：胃切除范围超出胃窦或远侧 1/2，部分结肠系膜及结肠切除，空肠第一段以外范围的空肠切除，右肾上腺切除，右肾及其血管切除，肝部分切除或膈肌部分切除。此术式手术范围广，适用于已经对周围邻近器官有侵犯的比较“狠”（恶性程度高）的胰头癌。

（3）**标准的远侧胰腺切除术**。手术切除范围包括胰腺体尾部、脾及脾动静脉，淋巴结清扫可包括左侧 Gerota 筋膜、部分结肠系膜，但不包括结肠切除。此术式适用于比较“老实”（恶性程度较低）的胰体尾癌。

（4）**扩大的远侧胰腺切除术**。在标准手术切除范围的基础上，增加以下任何一项：任何范围的胃切除，部分结肠系膜及结肠切除，任何范围的小肠切除，左肾上腺切除，左肾及其血管切除，肝部分切除，部分膈肌切除。此术式适用于已经对周围邻近器官有侵犯的比较“狠”（恶性程度高）的胰体尾癌。

简而言之，可切除胰腺癌就是“只切肿瘤和淋巴，不切血管”。

53 什么是临界可切除胰腺癌

临界可切除胰腺癌，顾名思义是处在可切除和不可切除胰腺癌之间的一种特殊类型。肿瘤表现为对血管有侵犯但又不太严重，如果肿瘤侵犯静脉，可以把“坏”的一段连同肿瘤一并切除，然后重新吻合或者使用人工血管“搭桥吻合”；肿瘤如果侵犯动脉，亦可以将其剥离出来。具体来说，符合以下特点就属于“临界可切除”的胰腺癌。

1）无远处器官如肝脏、脑、骨骼、腹膜的转移。

2）肠系膜上静脉和门静脉局限受累，虽然狭窄、扭曲或闭塞，但其远端和近端正常，可切除重建。

3）肿瘤包裹胃十二指肠动脉或肝动脉被局限性包裹，但肿瘤未浸润腹腔动脉干。

4）肿瘤紧贴肠系膜上动脉，但未超过 180°。

近年来，由于手术技术不断进步，对临界可切除胰腺癌直接手术切除肉眼可见的肿瘤已无技术障碍，但由于手术仅单纯切除了肉眼可见的肿瘤部分，手术区域常残存部分肿瘤细胞，术后存在很大的复发风险。所以目前各大指南均推荐对临界可切除胰腺癌进行新辅助治疗，即术前先化疗，化疗多个周期后再行影像学评估（复查增强 CT 或磁共振），如肿瘤缩小且符合根治术标准再行手术治疗。R0 切除（肿瘤根治切除）是胰腺外科医师最极致的追求，因为唯有 R0 切除才能让复发的可能性降到最低。所以临界可切除胰腺癌患者不应盲目追求手术能不能切除肿瘤，而应寻找合适的根治手术机会。

临界可切除胰腺癌的手术方式和可切除胰腺癌类似，只是多了对受侵犯的静脉或者动脉的手术处理。

54 不可切除胰腺癌如何行姑息手术治疗

不可切除胰腺癌，顾名思义是不可能获得根治性切除的胰腺癌。究其原因要么是肿瘤过度侵犯重要的静脉或动脉，导致手术无法完全切除，要么是肿瘤已经出现远处转移，手术意义不大。

那么，针对这类患者，手术治疗是否已经没有意义了呢？其实，也不是完全没有意义，虽然这些患者已无法行根治性手术，但还可以根据具体情况行姑息性手术治疗，以缓解胆道梗阻（解决黄疸问题）及消化道梗阻（解决进食问题），改善生活质量，延长生存期。下面对这些术式做简要介绍。

对于肿瘤不可切除且合并梗阻性黄疸（即胆汁流通受阻）的患者，治疗时，首选经内镜逆行性胰胆管造影下经十二指肠乳头于胆道内置入支架来缓解黄疸症状，相当于疏通了原来受阻的“胆汁河道”。胆道支架可选金属支架或塑料支架，具体可根据患者预计生存期及经济条件来选择，塑料支架比较便宜，但容易阻塞，需经常更换，金属支架比较昂贵，但可长时间放置。如肿瘤合并十二指肠梗阻无法于内镜下放置支架，则可行经皮经肝穿刺置管（PTCD）以“外引流”方式解除黄疸，相当于另外开挖一条河道来引流受阻的胆汁。

以上措施均为非手术方式，可解决胆汁流通受阻的问题，减轻患者的黄疸。而对于诊断为不可切除胰腺癌的患者，则可切除胆囊并行胆管空肠“Y”形吻合来解除黄疸，同时，对于开腹行短路手术的患者，可视情况行预防性胃空肠吻合术（又称“绕道手术”，可防止术后梗阻导致无法进食）及腹腔神经丛酒精注射阻滞术（减轻肿瘤带来的疼痛）。

部分不可切除胰头癌患者因肿瘤局部浸润导致十二指肠梗阻，

预计生存期为 3 ~ 6 个月，此类患者建议开腹或腹腔镜下行胃空肠吻合（绕道）术，使食糜下行时避开梗阻部位，必要时可同时行空肠造瘘，为后续造瘘管内营养输注做准备。对于预计生存期小于 3 个月的患者，可尝试内镜下肠道支架置入以改善梗阻症状，此时往往需要选择金属支架（永久支架）。

小贴士

胰腺癌手术切缘的分类

· R0 切除：指的是不论肉眼还是显微镜下，手术切缘均没有肿瘤细胞残留。

· R1 切除：指的是肉眼看不到，但显微镜下提示切缘有肿瘤细胞残留。

· R2 切除：指的是肉眼就可以看到肿瘤细胞残留，显微镜下更不用说了。

55 胰腺癌术后可能出现哪些并发症

胰腺癌根治术是普外科的“巅峰手术”，尤其是胰十二指肠切除术（胰头癌的根治性手术），术中不仅要切除很多器官，还要做“胰腺空肠吻合”“胆管空肠吻合”和“胃空肠吻合”三种吻合。即使是相对简单的胰体尾癌的根治术也往往需要离断腹腔干这样重要的动脉，或合并切除肾脏。正是由于胰腺癌根治术手术范围广，过程复杂，术后并发症在所难免，目前有报道称其并发症发生率为25%左右，死亡率在5%以下，下面就可能出现的并发症进行简单的介绍。

（1）胰瘘。胰瘘指的是胰腺癌术后胰腺和肠的吻合口没有愈合，或者胰腺残端闭合不严密，胰腺分泌的胰液漏到了腹腔内，消化腐蚀周围脏器和血管（即“自我消化”），造成腹腔感染和出血等不良后果。如果是胰肠吻合口瘘、胰瘘出血及肠瘘感染叠加到一起，情况更为糟糕，是术后致死的重要因素。胰瘘虽然非常危险，但根据其严重程度不同（是否有发热、感染、出血等情况），预后也不相同。轻度的胰瘘通过药物治疗、引流管充分引流就可以缓解；重度的胰瘘瘘口没有愈合、胰液引流量比较大，常伴有腹腔出血、感染等并发症，营养状况差，死亡率高。故术后还需积极观察患者病情变化，尽早发现胰瘘征象。

（2）胃瘫。胃瘫指的是手术后患者的消化道和各个吻合口都正常，并不存在机械性的消化道梗阻（比如胃肠道接合的角度太小）等情况，但胃蠕动困难，表现为患者进食后上腹部不适、有饱胀感，伴有呕吐。发生胃瘫后，只能通过持续保留胃管，让胃“休息”，患者通过空肠营养管或者静脉输液的方式来补充营养物质。此外，应鼓励患者多下床活动，可以辅助针灸、按摩（按摩足三里）的方式缓解腹胀症状。胃瘫的患者生活质量很差，但一般不会危及生命，只能耐心等待胃部功能自我恢复。

（3）出血。外科手术一般都有出血的风险。近年来，随着手术经验越来越丰富及手术器械和材料的升级换代，出血并发症的发生率已经越来越低。即使发生出血，也能通过其他非手术手段如胃镜下止血、DSA 介入等措施妥善止血，只有难治性出血才需要再次动用手术止血。

（4）感染。胰腺癌术后部分患者会并发感染，腹部感染常表现为腹痛、高热、白细胞增高，常与胰瘘相关，部分可因术后局部渗出和引流不畅所致。少部分患者可因肺炎表现为咳嗽、咳痰，伴高热，部分不明原因的感染亦可由深静脉导管污染引起。临床上会采取很多措施以降低手术感染的发生率：①应用抗生素。手术前会给患者常规输注抗生素；若手术超过 4 个小时，术中也会加用适量抗生素；术后也同样会预防性地使用抗生素。②使用蒸馏水冲洗腹腔。手术中会用大量的蒸馏水冲洗腹腔，将腹腔内残留的细菌和肿瘤细胞冲洗干净。③充分引流。胰腺癌手术通常会放两根引流管以引流手术后的渗液，防止局部积液成为细菌繁殖的“温床”，减少感染的发生。

胰腺癌根治术后的围手术期患者因刚完成大创伤的手术，伤口仍未愈合，一般情况较差，这时如出现并发症犹如“雪上加霜”，严重影响患者的生活质量，甚至危及生命。故在术后要积极观察患者病情变化，及时发现并发症隐患。

56 胰腺癌出现远处转移后还能手术吗

胰腺癌如果出现远处转移（如转移至肝、肺、腹膜、骨骼等），说明已经到了疾病的晚期，失去了肿瘤根治性切除的机会，只能采取一些姑息治疗手段。

如果胰腺肿瘤的评价为可根治切除肿瘤，而肝脏或者肺上仅有 1 ~ 2 个转移灶，那么是否还有根治手术的机会呢？医学上将这种较少的远处转移称为“寡转移”。最新有文献报道称，这类远处“寡转移”患者如果能先后或同时根治切除胰腺原发肿瘤和寡转移灶，也就是既端掉了敌人的“老窝”，还铲除了敌人的各个“分部”，或许生存期会更长一些。但是在手术前需要先行术前化疗（新辅助治疗），并且同时满足下面几个手术条件，才可以考虑行胰腺病灶 + 转移病灶切除术：①手术可以达到胰腺切缘的 R0 切除（即手术切缘无肿瘤细胞残留）；②胰腺癌病灶（即“老窝”）对新辅助治疗十分敏感，治疗后病灶体积变小，密度变低；③寡转移灶（即“分部”）可以被完整切除；④患者的身体状况良好。

随着胰腺癌手术和化疗水平的不断提升，对于这部分已经出现远处转移的胰腺癌患者或许可以像结肠癌肝脏或肺寡转移一样接受手术治疗，但是这方面的临床数据非常有限，需要谨慎行事。

57 什么是腹腔镜下胰腺癌手术

胰腺癌手术是腹部外科最复杂的手术之一，对很多外科医师来说，即使使用传统的开腹手术方式要完全切除肿瘤也是困难重重，故而腹腔镜手术（又称“钥匙孔手术”）操作难度更大，但其以创伤小、恢复快、住院时间短的优势得到越来越多医师和患者的青睐。第一例腹腔镜下胰体尾脾切除术是在1994年由Cuschieri教授完成的。直到20世纪90年代后期，胰腺癌的腹腔镜手术才开始在全世界范围内蓬勃发展。

我国开展腹腔镜胰腺癌手术始于2002年，与国际上的发展曲线一样，国内最先开展的是相对简单的腹腔镜下根治性胰体尾脾切除术，由于术中只涉及器官切除和淋巴结清扫，无需做消化道重建，故手术难度较低。随着手术技术的成熟，胰头癌的“巅峰手术”——胰十二指肠切除术也可以顺利在腹腔镜下完成。这个手术不仅要在腹腔镜下完成肿瘤的切除和淋巴结的清扫，还要完成“胰腺空肠吻合”“胆管空肠吻合”和“胃空肠吻合”三个吻合，手术难度极大。尤其在做“胰腺空肠吻合”时，有些患者的胰管并不扩张，胰管直径只有0.1～0.2厘米，吻合难度可想而知。

腹腔镜下胰腺癌根治术的微创优势很明显，但是与开腹手术相比其根治效果如何呢？近年来，众多的文献已经证实，腹腔镜下胰腺癌根治术在肿瘤的R0切除率（即完全切除肿瘤）、并发症发生率、近远期生存率方面都与开腹手术类似，甚至在淋巴结清扫数目和术后生活质量方面要优于开腹手术，术中失血量和输血比例也要明显低于开腹手术。所以，腹腔镜下胰腺癌根治术在技术层面上的肿瘤根治率是有保证的，关键在于要由技术过硬的手术团队进行操作。

58 什么是达芬奇机器人胰腺癌手术

达芬奇机器人胰腺癌手术是指主刀医师坐在控制台上，“远程控制”患者腹壁上通过穿刺孔置入的几个机器手臂，完成“同步”胰腺癌手术，是腹腔镜手术的高阶升级版。达芬奇机器人手术和腹腔镜手术都属于微创手术方式，它们和传统外科手术共同构成了目前胰腺癌常见的三种手术方式。

传统外科手术是基础，腹腔镜是微创治疗的一个发展，达芬奇机器人手术则是腹腔镜下手术的进一步优化。三者各有优势。

第一，精确性。达芬奇机器人和传统外科手术的优点在于视野开阔，能够看到三维空间，保证了手术的精确性。而腹腔镜看到的只是一个二维平面。

第二，放大倍数。达芬奇机器人和腹腔镜的视野是放大的，达芬奇机器人最多可以放大 10 倍。如此一来，可以避免因医生视力不好、角度不好等问题而影响手术效果。原先很细、容易被忽视的血管也能清晰显现。而传统外科手术是真实视野，不能放大。

第三，操作灵活。在传统手术中，医生的手在腹部空腔内操作，范围、距离、操作空间都是有限的，灵活性也受限。腹腔镜和达芬奇机器人的“手术手”非常小，可以在空腔内 360° 旋转。此外，在手术操作过程中，医生的手难免会有点抖动，而机器人可以辅助滤掉抖动。

第四，医生舒适度。用达芬奇机器人做手术时，医生可以坐着。在传统外科手术中，医生必须站着。前者的问世或许能延长医生的职业生涯。

第五，康复快。腹腔镜、机器人术后的康复过程和传统手术基本相同，但由于创伤小、微创术后患者疼痛少，通常比接受传统手术的患者更早排气和恢复下床活动，住院时间更短。

总体来说，所有的胰腺癌手术都可以通过传统手术方式完成，但创伤较大；在有条件的医疗机构，在病情允许（比如肿瘤不是很大，没有“咬”住重要血管等）且手术团队技术成熟的情况下，可以采用微创的方式（腹腔镜或机器人）去完成，至于选择腹腔镜还是机器人可以由主刀医师根据患者具体情况来决定。

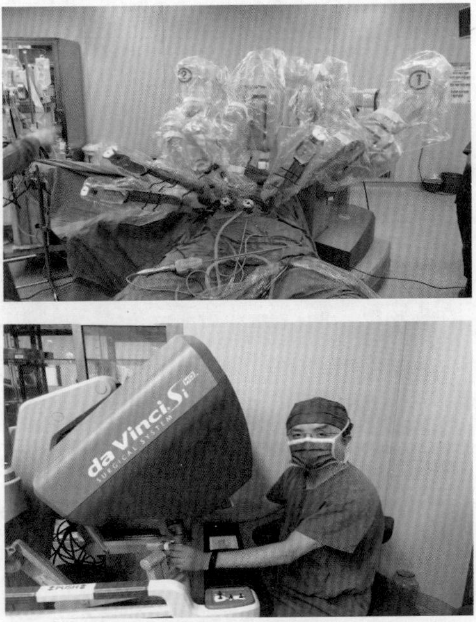

达芬奇机器人操作设备

59 微创手术可以取代开腹手术吗

答案是不可以。这两种手术方法都无法互相取代。

首先，微创手术因其手术创口小、恢复快而广受患者推崇，但它仍然不能取代开腹手术：第一，微创手术的适应证范围小。如果肿块较大，那么取出肿块时的切口也相应要大，故使用微创的意义就很有限。第二，微创手术要有足够大的操作空间和距离。有些患者腹腔内没有足够空间，只能开腹治疗。

其次，达芬奇机器人和腹腔镜虽然都是微创手术，达芬奇机器人在技术上更为先进，但达芬奇机器人手术仍然不能取代腹腔镜手术，原因如下。

（1）费用。机器人手术目前较复杂，比腹腔镜费用高，治疗成本肯定是一个限制。

（2）操作难度。腹腔镜手术需要的设备较小、较便捷，而达芬奇机器人需要移动一台庞大的设备。随着技术革新，机器人技术可能会有新的发展。

（3）操作区位性。达芬奇机器人在术前需要设定一个方向，然后在手术过程中只能从这个方向进入、操作。若要改变手术方向，需要关闭、撤下机器人，重新设定。而腹腔镜更为灵活，换个镜面或角度就能看到腹腔内各个角度，也可以大范围、长距离地在腹腔内查看整个腹腔。

如今有些医疗机构在开展达芬奇机器人时，先用腹腔镜进行内部查看，然后再设定机器人完成手术。也有的医疗机构是先使用机器人，然后余下的部分再用腹腔镜去完成。甚至有的医疗机构是先用机器人做一半，剩下的部分开腹完成。这些都是利用两种手术的优势互补来完成整个手术。

60 微创手术会比传统手术时间更短吗

手术的好坏不能仅看手术时间的长短，当然，微创手术是通过在腹部上“打几个洞”来完成的，省去了“开、关腹部”的时间，理论上应该比传统手术更快，但实际上并非都是这样的。因为手术时间是由每一个患者的病情和手术团队的水平决定的，无法简单地说究竟是微创手术时间短，还是传统手术时间更短。

首先，病灶位置不同，手术难度不一样，手术时间就不同。比如在传统手术中，胰体尾部的病灶暴露不佳、较难发现，即使肿块很小，也可能需要开一个较大的切口，有时还不一定能得到很好的显露。而在机器人视觉下，可以将胰腺和其周围的空间充分暴露出来，方便手术医师更快地切除病灶，故麻醉时间可能就短。

其次，临床医师对手术操作的熟练程度决定手术的时长。目前我国开展达芬奇机器人治疗的医疗机构较少，多数医师对操作的了解和熟练度有限。如很多医师会做腹腔镜手术，但不会做机器人手术；有的医生会做传统手术，但不会做微创手术。再加上机器人术前的装机、调试镜头、移动设备等，都会占用一定的时间，所以机器人手术的时间总体要长于开腹手术，但是随着机器人设备的普及和相关培训的增多，手术时间终会缩短。

61 胰腺癌手术切除多个脏器会影响生活质量吗

胰腺位置比较深，处在腹部的“交通枢纽”位置，周围重要的脏器和血管很多，所以相较于胃、结直肠手术，胰腺癌手术的难度会比较大。有些患者会比较疑惑，为什么做胰头癌手术要切除胃、十二指肠、胆管等这么多脏器呢？切除这些脏器后会不会影响生活质量呢？

由于胰头处于一个“三岔路口”。以胰头的位置为中心，分为三条路。第一条路是输送食物的消化道，有胃、十二指肠、空肠；第二条路是输送胆汁的胆道；第三条路是输送胰液的胰管。如果要把肿瘤切除干净，必须切除这三条通路上的脏器，包括一小部分胃、十二指肠、空肠的一段、胰头、胆管、胆囊。切除这些脏器后，均会进行“道路重建”，所以大部分患者的生活质量仍然可以保证，少部分患者可能会因为淋巴结清扫过于彻底而影响腹膜后神经对消化道运动的支配作用，出现腹泻的症状。还有一部分患者术后可能会出现脂肪肝，主要是因为消化道改道影响了脂类的代谢。

62 为什么无论术前有没有发现淋巴结转移，术中都要清扫淋巴结

胰腺癌的恶性程度很高，肿瘤细胞往往喜于通过淋巴管这一途径进行转移。很多早期的转移由于肿瘤细胞数量少，即使术前完善各项检查，如增强 CT 或者磁共振，也很难发现胰腺肿瘤周围的淋巴结异常。所以为了避免遗漏潜在的微小淋巴结转移灶，为了彻底清除体内肿瘤，抱着“宁可错杀一千，不能放过一个”的理念，胰腺癌根治术必须对胰腺周围的淋巴结进行彻底的清扫。

一般来说，胰腺癌的根治手术至少要清扫 20 枚以上的淋巴结才能算是真正的“根治”。在胰腺周围需要清理出 20 枚以上的淋巴结非常考验手术医师的手术水平，当然术后病理科医师是否可以在手术标本中清理分拣出这些淋巴结也很重要。

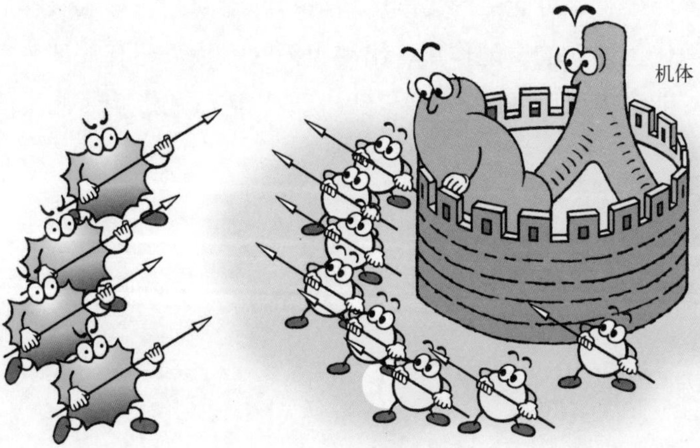

抗肿瘤治疗任重道远

63 为什么手术时会出现开腹后立即关上腹腔的情况

胰腺癌恶性程度高，有些非常小的腹腔转移病灶在手术前不易通过 CT 或磁共振发现。往往在开腹后才发现肿瘤已经腹腔内广泛转移或转移到肝脏了，无法再继续进行根治性手术，所以会出现开腹后未做切除等操作而直接关上腹腔的情况。一般情况下，医师在开腹后发现不能做根治性切除术时，通常会进行下一步评估。如果发现胰体尾肿瘤压迫了空肠的起始端，未来肠梗阻的风险比较高，医师就会进行胃空肠短路术，防止未来出现肠梗阻。如果胰头癌患者已经出现了黄疸，医师会做胆管空肠吻合手术，避免黄疸患者术后长期带管。

很多人认为手术切除是胰腺癌患者长期生存的唯一办法，无论肿瘤分期多晚都不顾一切地要求医生能够切除肿瘤，有些医生也觉得没能切除肿瘤是一件“丢脸”的事。但实际上对于腹腔内已经广泛转移的患者，虽然目前的手术技术的确可以强行切除胰腺癌肿，但根本保证不了“切缘干净”，也无法切除所有的转移病灶，且术后发生并发症的风险很高，还会因为肿瘤被“激惹”反倒加快全身播散的速度，文献报道称这类患者生存期反而低于未做手术的患者，不值得推荐。

对于开腹后无法清除肿瘤的胰腺癌患者，可以切取部分肿瘤组织送病理学检查，明确肿瘤的具体分型，为后续放化疗提供依据，但不要再去做更多画蛇添足的事情，需要适时做到“该收手时就收手”。

64 诊断为晚期胰腺癌是不是就该放弃治疗了

近年来，胰腺癌发病率呈现逐年上升的趋势。早期诊断和及早治疗是提高和改善胰腺癌预后的关键。在早期诊断的基础上，根治性的手术切除是治疗胰腺癌最有效的手段。肿瘤直径小于 1 厘米时，通过根治性手术，其 5 年生存率可接近 100%；而肿瘤一旦超过 1 厘米，术后的 5 年生存率迅速下降，仅为 40% 左右。

胰腺癌患者生存期短的很大原因在于疾病没有得到早期诊断而丧失了根治的机会。即便如此，晚期患者也不能放弃治疗的机会，因为随着医疗技术的发展，我们可采用的治疗手段越来越多。很多情况下，通过内科、外科、放疗等“十八般武艺”协作治疗可以在一定程度上遏制肿瘤的进展，提高患者生活质量。有时为了缓解症状，亦可以进行一些姑息性手术，比如对梗阻性黄疸可进行胆管空肠吻合术以减轻黄疸，或者在内镜下放置支架，缓解梗阻。对于无法手术的晚期胰腺癌患者，也应该通过活检的方法取得肿瘤组织行病理学检查，以明确诊断，进一步行个体化的抗肿瘤治疗。抗肿瘤治疗配合缓解症状的对症治疗，可以在提高患者生活质量的前提下，尽可能地延长生存时间，为患者争取最大的获益。

65 胰腺癌化疗前需要做哪些检查

胰腺癌在明确诊断后如果需要化疗，治疗前的检查非常重要，这些检查不但可以确保化疗的安全开展，还可以为后期疾病的疗效评价留下“物证”。

首先，化疗前需全面评估患者的身体状况以了解患者是否适合化疗。主要是通过各项实验室指标来明确：①血常规检查可以侧面提示骨髓造血功能是否正常，有没有存在隐性的感染。②肝肾功能检查可提示是否存在肝脏和肾脏功能的异常，轻度异常时可以药物治疗，重度异常时则可能需要调整抗瘤药物的品种和剂量，甚至终止治疗。③肿瘤标志物检查往往可以粗浅地提示抗肿瘤治疗的效果。④心电图可以排除严重的心脏疾病，有些具有心脏毒性的药物在化疗前还需行心脏彩超检查，以确保心脏功能可以承受此类药物的毒副作用。⑤乙肝病毒的筛查不能忽视，化疗过程中由于免疫抑制，很多平素无需治疗的肝炎“小三阳”会暴发为重症肝炎而危及生命，故在化疗前及时发现并干预很重要。⑥此外，白蛋白、电解质、凝血功能等指标可评价患者营养状态，并排除血栓风险。

其次，化疗前需评估肿瘤的基线特征，即通过影像学检查全面了解肿瘤情况，包括各个病灶的位置和大小，不但可以方便我们了解肿瘤的分期，还可以方便化疗后的影像学评估。基线的检查还包括上腹部和盆腔 CT 或 MRI、胸部 CT 或 X 线片（胸片已很少选择）等。如果患者存在反复头晕，或者有骨痛的症状，还需要加做头颅 MRI 和骨扫描检查以排除相应部位的转移（评估肿瘤的影像学检查建议使用增强 CT 和增强 MRI）。

综上所述，化疗前的这一系列检查都是有意义的。只有充分了解肿瘤现状、排除化疗禁忌才可以放心地开始化疗，化疗后也才可以明明白白地评价疗效。

小贴士

安全化疗的底线标准是什么

很多胰腺癌患者虽然身体比较虚弱，但仍坚持要化疗，那么如何判断患者能不能耐受化疗呢？其实，患者能否接受化疗是有科学评价体系的，临床上一般参考的是药物临床试验患者的入组标准（临床试验是国家审批开展的，故有严格的入组标准）。

此标准一般分为患者本身身体评分和实验室数据两类。前者指的是患者的体能评分，即PS评分（前面已经提及），一般生活能够自理、每日卧床时间少于50%是基本条件。后者实验室检查数据，最基础的是血常规和肝肾功能。正常患者白细胞需 $\geqslant 3\times10^9$/升，中性粒细胞 $\geqslant 1.5\times10^9$/升，血小板 $\geqslant 75\times10^9$/升，肝功能中转氨酶需小于正常值的2.5倍，胆红素需小于正常值的1.5倍，如存在肝脏转移病灶，转氨酶可放宽至小于正常值的5倍。至于肾功能我们主要看的是肌酐清除率（由肌酐计算所得），不同的化疗药物对肾功能的要求亦不相同，大多数情况下当肌酐清除率 <30 毫升/分时化疗需谨慎。

当然影响化疗的因素还有很多，比如存在肠梗阻或者血压控制不佳等，以上只是基本条件，具体情况还需临床具体分析。

66 胰腺癌化疗常用药物有哪些

化疗即化学治疗，是一种全身抗肿瘤治疗的手段。如果化疗是一把“手枪”，那么化疗药物即是枪筒内的“弹药”。化疗药物无论是通过口服、静脉，还是体腔给药，最终都经血液循环到达全身绝大部分器官和组织，以杀伤定植于此的肿瘤细胞。

化疗使用的药物常常是一些细胞毒性药物，胰腺癌细胞对这些药物的敏感性各不相同，在长期大量的临床实践中，筛选并明确了一些对胰腺癌较为有效的药物，主要分为以下几类。

（1）抗代谢类。此类药物是最早被发现，且使用时间最长的抗肿瘤药物之一。其主要通过阻碍细胞的代谢过程，干扰细胞的 DNA 合成，导致癌细胞功能丧失而死亡。胰腺癌常用的是氟尿嘧啶类（口服的有替吉奥、希罗达）和吉西他滨。

（2）生物碱类。此类药物很多来源于植物，如夹竹桃树叶和紫杉树皮，主要通过干扰细胞增殖过程中的有丝分裂，进而抑制或破坏癌细胞的生长。胰腺癌常用的药物是伊立替康和紫杉醇。

（3）铂类。此类药物可以和 DNA 链交联，从而阻断 DNA 的复制和转录。胰腺癌常用的是顺铂和草酸铂。

通过多项大宗的临床试验数据证实，以上药物组合搭配形成的多种化疗方案对胰腺癌治疗有效，临床医师们可以根据患者的实际情况选择合适的治疗方案。

67 化疗是不是很可怕

很多患者及其家属对化疗充满恐惧，似乎大家都认为化疗不但疗效不佳，而且不良反应重，化疗导致死亡更是“家常便饭”。其实，随着医疗技术的发展，化疗导致的死亡率很低！化疗是一种全身性治疗的手段，化疗药物经血液循环到达全身绝大部分器官和组织，可以杀灭全身的胰腺癌细胞。那么，化疗到底会不会导致更严重的病症呢？

1）化疗药很多都是细胞毒性药物，其在杀伤肿瘤细胞的同时，对机体正常细胞的确存在破坏作用。但由于医学研究的深入，药物临床研究越来越科学、严谨，化疗药物 90% 以上的不良反应均可预见并有预案处理，故化疗的不良反应总体是可控的。

2）新的化疗药物不断被研发，多种高效低毒的化疗药物陆续上市。这些药物在疗效提升的前提下，不良反应发生率越来越低，且反应强度也越来越小。如白蛋白结合紫杉醇的问世，就是在老药紫杉醇外包裹了纳米白蛋白，这种纳米级白蛋白不但可以增强化疗疗效，还明显降低了化疗的不良反应。

3）高精深的研究对化疗不良反应有了更深入的认识。如化疗所致的恶心和呕吐的分子机制已经研究明了，化疗时配合使用多种制吐药物，恶心和呕吐的控制率可以达到 90% 以上。再比如化疗药物伊立替康在部分人群中可能会引起致死性腹泻，目前已经可以通过基因检测，筛选出那些可能无法耐受此药物的人群。

综上所述，随着医疗科技的发展，化疗已经变得越来越安全，越来越有效。更多的临床研究也在致力于如何提高化疗患者的生活质量，希望所有患者都可以“不痛不痒”地舒心化疗。

68 “身体虚弱”还能不能化疗

临床上常常发现一些胰腺癌患者迟迟没有化疗。比如有些胰腺癌根治术后的患者，由于手术创伤大，自觉术后没有恢复“元气”，不肯化疗；还有部分晚期患者，由于这样或那样的症状，自认为身体虚弱也不愿意接受化疗。甚至部分患者觉得胰腺癌本身生存期不长，与其最后时光在医院里度过，还不如自己“吃吃喝喝”来得好。那么，这些所谓“虚弱”的患者到底要不要化疗呢？化疗到底有没有必要呢？

首先我们来谈谈胰腺癌化疗的必要性和时机。由于胰腺癌恶性程度高，所以无论手术能不能根治性切除，化疗都是不可避免的。一般认为，患者术后身体基本恢复、伤口愈合即可开始化疗。部分伤口愈合缓慢的患者可适当延长化疗开始的时间，但最晚不超过 8 周。晚期患者更是要抓紧化疗，和时间赛跑。由于肿瘤细胞每天都以几何倍数在增长，所以化疗的时间宜早不宜迟。通常，患者只要每天有一半以上的时间可以起床活动，有一定的生活自理能力即认为符合化疗的体能条件。其实很多自认为“虚弱”的患者，往往是疾病本身所致，靠“养”很难改善症状，反而需要化疗来治疗病根。所以化疗的时机不能等！

其次，化疗是不是还不如“吃吃喝喝”呢？当然不是！化疗的疗效是经过循证医学（大量的临床试验数据）验证的，所以治疗后的生存期不能和“吃吃喝喝”活的时间划等号。尽管胰腺癌的恶性程度高，化疗和“吃吃喝喝”相比，对大多数晚期胰腺癌患者来说并不能延长超过 1 年的生存时间，但是经过长时间规范治疗的患者，活着是有质量的，症状是可控制的。即使目前的医疗水平没有办法抑制肿瘤的进展趋势，也可以通过医疗检测手段预测疾病可能的发展方向并给予及时的干预。比如为胆总管阻塞的患者放置支架以改善黄疸，为肠梗阻患者行肠造瘘手术以畅通肠道等，保证患者最基本的生活权利，让患者活得有质量。

综上所述，毋庸置疑，化疗的疗效是肯定的，不良反应是可控的，治疗选择需要趁早！

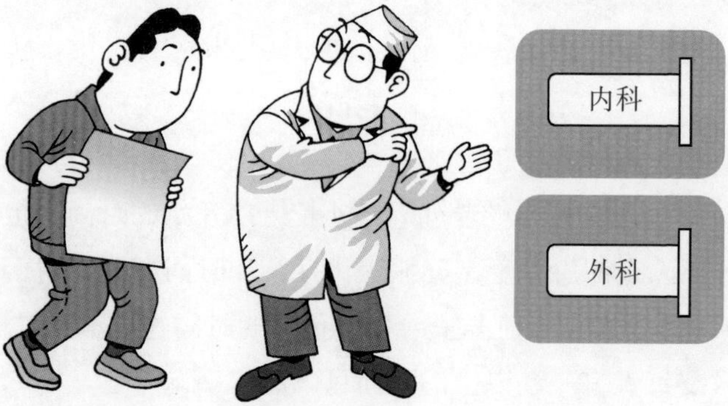

积极治疗是非常重要的

69 什么是新辅助化疗 / 转化治疗

新辅助化疗，广义上是指在肿瘤根治性切除前所做的全身化疗。转化治疗，是指对术前评估为不可切除的局限晚期肿瘤患者，为行根治性切除术而在术前接受的全身化疗，即肿瘤原本难以手术，需通过化疗干预后才可手术。在胰腺癌术前化疗中，新辅助化疗和转化治疗其实是一个意思。

由于胰腺癌恶性程度高，进展快，只有根治性切除术才是治愈的唯一可能。胰腺癌的治疗标准仍然是能根治性切除的尽快切除，所以目前公认的是，只有不能根治性切除的患者才有在术前接受化疗的必要。

局限晚期胰腺癌之所以称为“晚期”，就是因为这类患者或是肿瘤偏大，或是肿瘤侵犯周围的组织和血管，均已经失去了手术彻底切除的机会。但这些患者也不是完全失去了根治手术的机会。如果肿瘤能够再缩小一点，如果肿瘤能够退缩并放开侵及的组织和血管……故转化治疗给了这些患者希望。

其实，从根本上讲，转化治疗是我们抱着“根治手术”的愿景而开展的化疗。如果转化成功，不但原发肿瘤可以顺利切除，其他部位的隐性转移灶也可能被化疗击毁，降低了远处转移的风险。2010 年、2012 年发表的 2 篇回顾性研究显示，局限晚期胰腺癌患者在完成新辅助治疗后，31% ～ 35% 的患者有机会接受根治性手术。多项二期临床试验结果也证实：局限晚期胰腺癌新辅助治疗 / 转化治疗有效，且耐受性好，可明确提高患者总体生存率。

70 哪些人需要进行术后辅助化疗

辅助化疗，是指肿瘤患者在经过局部有效的治疗，如手术、介入和放疗后所接受的全身化疗。临床认为所有接受胰腺癌根治手术的患者均需要接受术后辅助化疗，且化疗至少要满 6 个疗程。术后辅助化疗的作用主要有以下几点。

(1) **减少复发**。即使是根治性手术，也只能最大限度地消除手术视野中的肿瘤，那些可能残存的微小病灶，或者手术操作中遗留的肿瘤细胞，都可能成为肿瘤复发的种子。化疗可以杀灭这部分肿瘤细胞，减少复发的可能。

(2) **避免转移**。虽然肿瘤患者术前均需接受全面的影像学检查，评估肿瘤的转移情况，但身体各处微小的转移灶并不是目前影像学检查技术能够发现的，术后化疗的全面清剿不可或缺。

胰腺癌是一种恶性程度非常高的肿瘤，根治切除是其可以治愈的唯一手段，有数据显示只有约 20% 的患者能够获得根治性切除的机会，这其中又有 80% 的患者可能在术后出现肿瘤的局部复发。因此对术后残留病灶的清扫尤为关键。目前已有多项临床试验的数据证实，胰腺癌术后辅助放疗对生存期无益，而接受辅助化疗则具有生存优势。并且随着新化疗药物的问世、新化疗方案的应用，这种生存优势还在逐渐扩大。

由于术后可能存在肿瘤细胞残留及患者出现免疫力下降等情况，这些均可导致肿瘤在术后出现大的爆发。所以在无特别禁忌证的前提下，术后辅助化疗应在伤口愈合后尽早开展。对于术后短期内无法恢复体力的患者，可以适当放宽化疗开始的时间，但不宜超过 8 周。

71 什么是维持治疗？哪些人需要化疗维持

维持治疗即标准化疗完成以后，以原有化疗方案中的药物或更换另一种药物继续治疗，直到病情出现进展为止，是标准化疗的延续和补充。维持治疗在晚期肺癌和晚期结直肠癌中应用比较普遍，且有循证医学依据，但在晚期胰腺癌中仍然存在争议。

晚期胰腺癌病情进展快，目前众多的临床试验报道用药有效控制疾病的时间均在 5 个月左右，而总的生存期不超过 1 年。也就是说，很多患者在完成标准的化疗周期后（一般 4 ~ 6 个月）病情马上就出现了进展。那么，有没有什么办法在化疗结束后仍然可以控制疾病的进展，延长生存时间呢？

维持治疗目前仍然是晚期胰腺癌患者标准化疗后的“无奈之举”。2015 年美国临床肿瘤学会（ASCO）公布了一项法国的研究，结果喜人。该研究回顾了 31 例晚期胰腺癌患者在接受 4 个周期“FOLFIRINOX”标准化疗后，使用卡培他滨单药维持治疗，最终治疗的中位生存时间达到 19 个月，1 年生存率为 74%，2 年生存率达 24%。

由于没有充分的循证医学依据，目前维持治疗仅试用于部分完成化疗疗程后病情稳定且身体素质仍然较好的患者。维持治疗的药物常以毒副作用小、价廉易得的氟尿嘧啶类口服药物为主，如卡培他滨和替吉奥等。

72 化疗期间为什么要进行疗效评估

胰腺癌化疗无论是术后辅助化疗还是姑息化疗，都至少要进行6个周期，按每21天化疗一次计算，足足要延续4个多月。那么，在这4个月内肿瘤到底有没有好转呢？会不会“闷头猛长”呢？这就涉及化疗期间的疗效评价了。具体如何评价呢？

首先，患者如果完成了胰腺癌根治术，术后全身CT显像未见肿瘤残留。此类患者术后恢复好，短期内（3个月）少有病情复发，故此类患者化疗的疗效评价可等同于术后随访，不必过于频繁，一般认为可按照术后随访时间即3个月评价一次。

其次，患者如果接受姑息化疗，由于体内肿瘤细胞数量多，病情变化快，化疗间歇反复的疗效评估不可或缺，一般以2个化疗周期或一个半月时间为佳。这个时间间歇化疗已经显效，足以通过影像学手段去判断疗效。如果评价结果肿瘤稳定或缩小，可以继续原方案治疗；如果肿瘤增大明显则需要更换其他药物。由于肿瘤原发耐药（一开始就无效）或治疗中耐药都是不可避免的，密集的疗效评估就是为了及时喊停原来的化疗方案，以便更换其他有效的治疗方案。要知道一次耐药方案的治疗，就等于延误了一次有效的治疗，南辕北辙切不可取。

化疗的疗效评估应该包含哪些项目呢？通常包括体格检查、血液学检验、影像学检查等。在体格检查方面，主要观察一些浅表的淋巴结或肿块变化；血液学检查可以观察肿瘤指标的波动；影像学检查则可以直接测量病灶大小的变化。当患者出现一些特殊部位的症状如头晕、复视或骨痛等，还需加做头颅磁共振或骨扫描以排除脑或骨的转移。汇总以上信息，及时评估化疗疗效，才可以正确“导航”后续的抗肿瘤治疗。

73 胰腺癌的化疗方案是如何制订的

胰腺癌治疗指南推荐的化疗方案均是经过大量的临床试验数据验证后才最终应用于临床。整个过程有着严格的规章制度，具体分为新药研制和新方案的制订。

首先，新药研制初期需要经历“临床前研究”，即药物首先要在细胞和动物身上试验，以证实其有效性和安全性。药物符合前期标准才能进入临床试验阶段，正式应用于人体。临床研究过程通常分为Ⅰ期、Ⅱ期、Ⅲ期、Ⅳ期四个阶段，每个阶段的研究内容和研究方法均不相同，但却环环相扣。Ⅰ期临床试验，目的在于观察药物的安全性，确认个体的耐受剂量。Ⅱ期、Ⅲ期试验则进一步观察药物的疗效和安全性。药物通过Ⅲ期临床试验才有资格上市。Ⅳ期试验则是对上市后的药物再次观察和评估。临床试验中，新药单药和其他药物组成新的方案和既往标准治疗方案进行比较，以证实新方案的有效性和安全性。如临床试验验证成功，新药才有可能上市。

其次，还有另一种孵化新方案的Ⅱ、Ⅲ期临床试验。专家们通过前期基础试验或临床试用发现某治疗方案（方案中的药物均已上市）在某类患者中可能有效，然后组织大样本的Ⅱ、Ⅲ期临床试验，将新方案和既往的标准治疗方案进行比较以证实其优效性。如最终试验成功，新方案被认可，并有可能写入临床指南被大规模推广。

综上所述，无论哪种药物或治疗方案问世，均需要通过循证医学数据（大宗的临床试验数据）来验证其在某个特定肿瘤人群中的有效性和安全性。胰腺癌临床治疗方案只需循着临床指南的框架制订和执行即可。

74 胰腺癌术后辅助化疗和姑息化疗的差别

胰腺癌根治性手术是患者生存期长短的一个分水岭。成功完成根治性手术的患者术后所接受的化疗叫术后辅助化疗，这时候我们认为患者体内可见的肿瘤已经被切除，残存的肿瘤细胞的数量是最少的。而无法手术的患者接受的化疗叫作姑息化疗，这时候患者体内的肿瘤细胞数量应该是多的。化疗前，两者肿瘤本身的状态不一样，所以化疗的意义截然不同，所使用的药物及用药时长也不尽相同。

胰腺癌术后辅助化疗的目的是杀灭手术可能残留的肿瘤细胞和潜在的转移灶，减少术后复发。为了尽可能地消灭肿瘤，延长生存期，术后辅助化疗往往是足剂量和高强度的。而这时候患者的体能素质也比较好，对化疗的耐受能力也较强，化疗完成度高。一般术后推荐化疗时间为 6 个周期（4 个半月）。

与之相反，姑息化疗的目的并不是彻底地消灭肿瘤，而是最大限度延缓肿瘤的进展，提高患者的生活质量。既然肿瘤细胞不可能全部被歼灭，化疗只是“缓兵之计”，那么如何协调化疗和身体的关系至关重要。晚期胰腺癌患者常常存在腹痛、黄疸等多种症状，一般情况较差，故化疗方案、用药剂量，甚至用药时间都要根据患者的个体情况谨慎规划。如果患者身体素质较好，完成全部化疗周期后，还可以选择继续化疗（维持治疗），以期最大限度地牵制肿瘤的进展。一般推荐常规化疗时间为 6 个周期（4 个半月），后续亦可选择暂停化疗或维持治疗直至肿瘤进展。

75 局部晚期胰腺癌和晚期胰腺癌的治疗差别

局部晚期胰腺癌是指肿瘤局限于胰腺及其周围，因与周围血管或脏器牵连紧密无法完全切除。晚期胰腺癌则是指已经出现远处转移的胰腺癌。胰腺癌患者生存期长短取决于能否手术和病期的早晚。局部晚期胰腺癌虽然已属晚期，但好在肿瘤局限，没有远处转移，生存期远长于晚期胰腺癌。两者虽然均无法手术，接受的都是姑息治疗，但治疗方式却有所不同。

局部晚期胰腺癌由于肿瘤相对局限，对于身体素质好的患者来说，可以选择转化治疗“放手一搏”，或许待肿瘤缩小后争取根治性手术的机会。转化治疗主要是以高强度、足剂量的化疗药物来达到缩小肿瘤的目的，以期可以转化为可手术的病例。目前临床上较公认的高强度转化治疗的化疗方案是三药联合的“FOLFIRINOX”方案，2011年权威《新英格兰医学杂志》发文称此方案在局部晚期胰腺癌患者治疗中总体缓解率可达31.6%，但重度不良反应率近50%。而后“MPACT”研究亦显示其总体缓解率为23%，其中有近1/3的患者出现重度不良反应。故从以上数据看，在高强度的化疗下，有1/4 ~ 1/3的患者或许有手术的机会，但不良反应情况堪忧。

与此相反，存在远处转移的晚期胰腺癌患者往往因体内肿瘤细胞数量多、分布广，且症状重、身体情况不佳等原因，抗肿瘤治疗的选择比较消极。晚期患者的化疗以延缓肿瘤进展、提高患者生活质量为主。因此对于晚期患者，一般需要根据个人身体情况酌情制订方案，治疗过程中更是边做边看，根据化疗不良反应和疗效情况及时调整治疗方案。

76 能不能预测化疗的不良反应

化疗药物多多少少都有些不良反应，如恶心、呕吐、腹泻、白细胞下降等，但并不是每个患者都会出现不良反应，而且即使出现不良反应，每个人的反应程度又不尽相同。为什么会有这种差异呢？有人说身体健壮的人和男性化疗不良反应的发生率较低。其实这种说法是片面的、不科学的。很多时候只是身体素质好的人更能够耐受这些不良反应而已。目前大多数药物的不良反应仍然无法预测，但仍有一些经验可循，甚至已有一些研究发现某些分子标记物和化疗药物不良反应关系密切。

首先，对于化疗所致的恶心、呕吐症状，大量的临床观察发现通过人的生活习惯和体质特征可以预测。有证据表明那些中青年（< 50 岁）、女性、既往有恶心和呕吐史、焦虑、疲乏、晕车及生活质量较低者更容易出现恶心和呕吐症状，而酗酒者则往往不容易出现。

其次，目前比较肯定的是，伊立替康的不良反应与 *UGT*1*A*1 基因表达之间存在一起的关系。伊立替康是治疗晚期胰腺癌的一种化疗药物，但它却存在腹泻和骨髓抑制等严重的不良反应，常常导致化疗无法顺利开展。近期科学家发现，伊立替康不良反应的强弱与人体的某个基因（*UGT*1*A*1）表达有关。*UGT*1*A*1 是人体内的一种正常基因，它表达的酶决定了伊立替康的代谢情况。这种基因表达异常（这种异常是与生俱来的）时会使伊立替康的毒性产物在体内蓄积，导致不良反应加剧。

随着医学的进步，将有越来越多化疗不良反应预测的谜题被解开。这些预测有助于我们个体化地选择治疗方案，规避治疗风险，提高患者生活质量。

77 如何判断化疗有没有起效

化疗是全身抗肿瘤治疗的一种方式，其不像手术和放疗对肿瘤的清除是显而易见的，化疗是通过药物的抗肿瘤作用在潜移默化中杀灭肿瘤细胞，只要血流可以经过，只要药物可以渗透，就有化疗药物的影子。那么如何判断化疗药物有没有起效呢？

先说一说评价疗效的那些指标。对疾病的评估一般会从患者的症状、体征、实验室检查及影像学检查结果几个方面开展。症状和体征只是对患者病情的初步观察，发现问题后还需要通过实验室或影像学检查去进一步证实。比如肿瘤标志物就是和肿瘤评价息息相关的实验室检查项目。虽然很多肿瘤标志物不是肿瘤特异性的指标，但其升高和肿瘤的进展存在一定的联系，可以动态随访肿瘤的变化情况。影像学检查也是最直观和权威的疗效评价标准。它可以定格病灶的大小、形态和位置，方便对后续病情变化的追踪和评估。

我们常用的化疗疗效评价标准叫“RECIST”标准，它是通过比较化疗前后病灶的大小来判定化疗疗效的。一般认为，治疗后肿瘤完全消失且肿瘤标志物也恢复正常的为完全缓解；治疗后肿瘤缩小超过 30% 的为部分缓解；肿瘤增大超过 20% 的为病情进展，而介于 20% ~ 30% 的则为病情稳定。如果肿瘤大小无法测量（如骨转移、胸腹水），则仅存在“有”和“无”两种状态，需肿瘤完全消失伴肿瘤标志物正常的才算完全缓解，出现新发病灶的为病情进展，其他则为稳定。

在肿瘤疗效评价中，不能单纯根据患者症状变化或肿瘤标志物的波动情况捕风捉影。客观的评价需要依赖肿瘤科医师通过专业的影像学检查结果，结合患者症状、体征和实验室检查数据全面进行评估。

78 化疗导致白细胞下降的处理

化疗药物多为细胞毒性药物，在杀死肿瘤细胞的同时，对人体的正常细胞，尤其是对增殖速度快的细胞如白细胞亦会造成一定的损伤。胰腺癌患者往往营养状态差，一般情况不佳，化疗后容易出现骨髓造血障碍，且恢复时间较长。这种情况下化疗后复查血常规并及时使用“升白细胞”针就非常重要了。

化疗后一般要求每周至少复查一次血常规，如果白细胞在正常值以下或下降趋势明显，则需追加血常规检查次数或直接“升白”治疗。一般情况下，我们认为白细胞低于 2×10^{9}/升或中性粒细胞低于 1×10^{9}/升时患者免疫力低下，极容易出现感染，故出现此危险值时，患者需要隔绝一切可能的感染源（少外出，少接触感染人群），并开始每日一次的“升白”治疗，直至白细胞达标（一般建议持续治疗 3 天以上）。“升白”治疗达标的标准是白细胞的数目高于 10×10^{9}/升或者中性粒细胞高于 5×10^{9}/升。

在化疗导致白细胞下降的过程中，我们可能还会听说“预防性升白”的概念。其实“预防性升白”针对的是化疗后可能会出现白细胞下降的患者（高龄、体质差的，或接受高危化疗的），或者既往化疗后出现白细胞下降的患者，化疗一结束，在不等白细胞下降就直接开始“升白”治疗。“预防性升白”可以减少因白细胞严重缺乏造成感染的风险。

很多患者希望通过“食补”来提升白细胞的数量，但目前并没有什么“神奇”的食补方子被证实有效。民间有传言进食泥鳅可以增加白细胞数量，虽然没有临床依据，但理论上可能和泥鳅含有大量白蛋白，而白蛋白正是白细胞合成的原料相关，故“升白”期间建议多进食高蛋白质饮食。

79 化疗导致血小板下降的处理

胰腺癌化疗时常会出现血小板下降，这和胰腺癌治疗中使用的化疗药物的毒副作用相关。血小板主宰着人体的凝血系统，当血小板过低时任何身体组织的破损都可能导致血流不止。

临床上一般认为血小板低于 10×10^9/ 升时患者会有自发性出血倾向，即患者即使完全不动也有出血风险，危及生命。故当患者出现血小板过低时，首先需要严格卧床，避免活动和磕碰导致的任何皮肤和组织损伤。平素生活中此类患者还需注意刷牙轻柔，并保持大便软糯通畅。同时需预约输注血小板并给予促血小板生成因子或白介素 -11 升血小板治疗等。

因血小板的生长周期一般需要 10 ～ 14 天，而化疗后血小板的下降速度又很快，故临床上常未雨绸缪，当血小板下降至 75×10^9/ 升时即开始升血小板治疗，一般治疗周期需要近 1 周时间（血小板治疗的目标值是 100×10^9/ 升，或比最低值高 50×10^9/ 升）。

和“升白”一样，升血小板也有“预防性升血小板”一说。针对化疗后可能会出现血小板下降的患者（高龄，或体质差的，或接受高危化疗的），或者既往化疗后出现血小板下降的患者，化疗完不等血小板下降就直接开始升血小板治疗。“预防性升血小板”可以减少因血小板严重缺乏造成的出血风险。

哪些“食物”有助于血小板恢复呢？医学认为花生红衣不仅能抑制纤维蛋白溶解，增加血小板含量，还能补脾胃之气，有养血止血的作用。故将花生衣泡水或煮水喝是有科学依据的。只不过在化疗导致血小板下降的强大外力下，进食花生衣只是“杯水车薪”。另外，由于细胞合成过程中需大量蛋白质，故治疗期间要多摄入高蛋白质饮食。

80 化疗导致贫血的处理

胰腺癌化疗过程中常会看见患者因血色素进行性下降而出现乏力、皮肤和黏膜苍白的贫血表现。针对贫血的患者，首先需要区分贫血的病因（失血导致的贫血需首先排除）。胰腺癌患者的贫血最常见有两类原因，即营养不良和化疗不良反应。

一般情况差特别是进食不佳的患者常常会因为红细胞造血原料叶酸、维生素和铁的缺乏导致贫血，一般通过营养补充即可改善。而化疗所致的贫血往往是骨髓造血功能被抑制所引起的，需要通过促红细胞生成素长期刺激骨髓造血。

由于红细胞的生命周期是120天，骨髓短期的造血异常对外周红细胞的影响较小，故化疗后短期内贫血往往并不严重。但当化疗后出现较严重的贫血表现时，常提示骨髓造血的抑制时间较长且情况危重，“升红”治疗迫在眉睫。临床上一般认为血色素低于60克/升时为重度贫血，这时患者病情严重，需要输血治疗。

在“升红”治疗的过程中，由于骨髓动员大量红细胞生成，这时机体对叶酸和铁等造血原料的需求量也是极大的。那么，什么样的“食补”有助于补充这些原料呢？一般认为大多数的绿叶蔬菜含叶酸较多，其中以菠菜为最，其他蔬菜还包括：莴苣、油菜、香菜、奶白菜、西红柿、胡萝卜、龙须菜、花椰菜等。除此之外，一些水果、豆类、坚果类食物及动物肝脏中也含有大量的叶酸。而含铁最多的食物以动物血为最，其次是动物内脏、黑芝麻等。

81 化疗所致的胃肠道反应如何预防和处理

化疗导致的恶心、呕吐反应是化疗最常见的不良反应之一，其原因主要分为心理、生理两大类。有些患者还没开始化疗，一想起医院就一阵阵恶心，这是“心病”，需要心理疏导，必要时可给予安定类药物镇静并舒缓情绪。有些患者则是在化疗用药后开始出现逐渐加重的恶心和呕吐症状，这是化疗药物刺激胃肠道及呕吐中枢导致的典型消化道反应，是化疗时预防和治疗的重点。

各种化疗药物因其作用机制不同所引起的消化道反应会有轻重之分；而不同的患者因其体质不同对相同的化疗药物所产生的消化道反应也会有所不同。研究发现，中青年（$<$ 50 岁）、女性、焦虑、疲乏、晕车及怀孕时孕吐明显的患者对化疗产生的消化道反应更为敏感，酗酒患者反而不容易出现恶心和呕吐症状。因此，临床上需要根据不同的用药方案和不同的患者特征来选择合适的止吐方案。目前最豪华的止吐方案是 5- 羟色胺抑制剂（帕洛诺司琼）+NK1 抑制剂（阿瑞匹坦）+ 地塞米松 + 奥氮平的四联止吐治疗。在如此强大的保障阵容下，化疗所致的恶心和呕吐总体的控制率基本可以在 90% 以上，“无吐化疗”已经不再是梦想。

但需要提醒的是，胰腺癌患者往往病情复杂、一般情况较差，化疗后容易出现恶心和呕吐反应，在积极的止吐治疗无效的情况下，还需要警惕其他致吐的病因。

82 化疗所致手足麻木的处理

胰腺癌化疗中常有患者出现手足麻木的症状，这往往是化疗药物的神经毒性所导致的，目前发生机制尚不明确。化疗药物可以损伤机体的各类神经，其中首当其冲的是感觉神经，主要表现为感觉异常，如皮肤烧灼感、瘙痒感和尖锐痛感等，常从四肢开始发病向躯干蔓延并逐渐加重，严重时可以侵及运动神经引起运动障碍。胰腺癌化疗药物中可以引起神经毒性的主要代表药物是奥沙利铂和紫杉醇。

奥沙利铂是消化道肿瘤常用的抗癌药，其诱导产生的神经毒性主要有两种类型，一种是快速的急性感觉神经病变，常发生于用药当时；另一种是延迟的累积性的感觉神经病变，通常发生于用药后几个周期内。急性病变表现为肢端及口周感觉异常或迟钝，多为轻度，遇冷引起，维持时间短，一般持续不超过 7 天，所以使用奥沙利铂的患者在用药一周内应避免触碰或进食冷的食物，以避免诱发神经病变。而慢性病变则是药物剂量累积的结果，可表现为肢体感觉异常伴麻木，且症状持续存在，随着治疗的持续而加重。严重时可能会出现感觉功能障碍（触感消失）、感觉协调不能，甚至是精细感觉运动协调缺陷（如不能书写、系衣扣、握住物体等）。但有研究发现，这种神经损伤是可逆的，约有 75% 的中至重度神经毒性患者在停止治疗 3 ～ 5 个月后症状逐渐减轻甚至消失。

紫杉类药物的神经毒性表现更为严重，用药后约有 50% 以上的患者出现不同程度的症状，主要表现为呈手套或袜子分布的感觉神经障碍，尤以痛温觉障碍明显，少部分患者也可出现运动神经的损伤，表现为不能书写、系纽扣等。持续用药可加重神经毒性，但绝大多数患者停药后症状可缓解。

一般认为，当出现影响正常生活的神经病变时，损伤已达重度，如果继续治疗可能会导致不可逆的神经破坏。神经传导研究和肌电图检查是比较客观的神经系统检查项目，可以帮助我们及时发现和诊断化疗药物所致的神经损伤。

目前尚无高质量的临床研究数据支持何种药物可以有效预防及治疗化疗所致的神经毒性。奥沙利铂虽然可以通过避冷来减轻部分神经症状，但其他很多症状仍然无法避免。有文献报道称维生素 B_{12} 和还原性谷胱甘肽对药物的神经毒性可能有效，但临床中使用的效果并不明显。故及时发现药物引起的神经损伤，进而及时减量或终止化疗才是关键。

小贴士

奥沙利铂专用感觉神经毒性分级

- 0 级：无。
- 1 级：感觉异常或感觉迟钝（遇冷引起），1 周内可完全消退。
- 2 级：感觉异常或感觉迟钝，21 天内可完全消退。
- 3 级：感觉异常或感觉迟钝，21 天内不能完全消退。
- 4 级：感觉异常或感觉迟钝，伴有功能障碍。

83 化疗导致腹泻如何处理

化疗相关性腹泻的主要原因是化疗药物对肠壁的刺激或对肠黏膜的损伤。胰腺癌化疗中最易引起腹泻的药物是伊立替康和氟尿嘧啶，以前者为甚，中重度腹泻的发生率可以高达 25%。

以伊立替康为例，用药 24 小时内约有 5% 的患者会出现早发性腹泻，其为药物引起的急性神经功能亢进，可以表现为：鼻炎、流涎、流泪、出汗、腹泻、心动过缓、瞳孔缩小等，用药物抑制神经功能后即可好转。用药 24 小时后患者还可能会出现延迟性腹泻（多发生在用药后 5 ~ 7 天），这种腹泻可能是致死性的，需要提高警惕。此时伊立替康在体内的代谢产物可损伤肠道内黏膜组织，刺激肠道过量分泌肠液并造成肠蠕动亢进，导致患者反复水样泻。腹泻患者常常因反复大量的肠液丢失导致脱水。故使用此药化疗的患者需时刻观察大便变化情况，警惕腹泻发生。如化疗 24 小时后出现大便突然变稀软时即要开始积极止泻

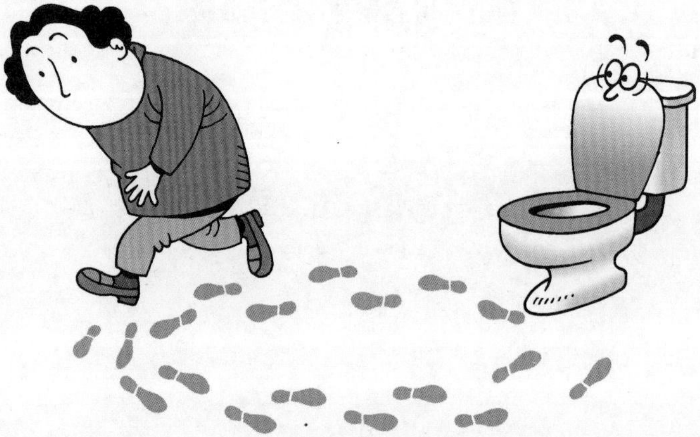

警惕化疗相关性腹泻

治疗。

氟尿嘧啶亦可引起腹泻，其致泻原因亦分两种，一种是由于药物对肠壁的刺激作用，可表现为肠蠕动亢进，呈现水样泻，治疗时可使用易蒙停止泻，具体用法同本文“小贴士”。另一种则是由于药物引起肠道黏膜损伤，表现为肠道黏膜大量剥脱，大便呈黏冻样，大便内可见成片剥脱的肠黏膜组织。由于肠道黏膜生长周期较快，故此类腹泻无需治疗，只需要清淡饮食即可。

小贴士

伊立替康延迟性腹泻发生时的注意事项

伊立替康化疗24小时后当大便突然变稀软伴有肠鸣音加剧时即要开始积极止泻治疗。开始时可在家自行服用止泻药物，具体为：易蒙停首剂4毫克（2片）口服，后每2小时口服2毫克（1片），睡眠时可适当延长服药间隙至每4小时口服4毫克（2片），直至腹泻停止12小时。如服药48小时后症状仍然没有改善，或在治疗期间患者出现口干、心慌、尿量明显减少等症状则需要到医院治疗。在家期间可以给患者口服足量的淡盐水补充水分和电解质。

其他化疗药物（如氟尿嘧啶）引起的严重腹泻也可使用上述方法治疗。

84 化疗后没有明显的不良反应是不是意味着疗效不佳

在影视作品中，病床上接受化疗的患者常常面黄肌瘦，头发稀疏，反复地呕吐，无法进食……这就是一直以来植入我们脑海中的化疗场景。临床上也常常见到第一次化疗的患者多面带焦虑，一心想着要进龙潭虎穴般。可当他们真的平平稳稳地完成了化疗后，有些人又会不可置信："化疗药到底用了没有啊，为什么我没有不好的感觉？""化疗没感觉是不是治疗效果不好啊？"

化疗时一定会有不良反应吗？疗效和不良反应有没有关联？

首先，我们所说的化疗不良反应，本质上说的是化疗药物在杀灭肿瘤细胞的同时对机体正常细胞的损伤。理论上药物的不良反应是不可避免的，但随着医学的发展，越来越多的新药研制成功，使不良反应发生率越来越低。如白蛋白结合紫杉醇就是在紫杉醇的外缘包裹了纳米白蛋白，使得该药物极少引起过敏反应，且药物更容易渗入肿瘤细胞；替吉奥胶囊是在化疗药基础上增加了减少肠道反应的药物成分，使腹泻的发生率明显下降。

其次，随着医学研究的深入，越来越多的辅助用药问世，使得化疗的不良反应可以更好地预防和治疗。如目前研究已经明确5-羟色胺、P物质等是导致化疗呕吐的罪魁祸首，所以治疗指南要求化疗前使用相应的抑制剂来进行止吐治疗；蒽环类药物化疗时常常引起心肌损伤，研究发现这种损伤与化疗导致的自由基增多相关，故保护心肌细胞的药物应运而生……

近年来肿瘤学领域的发展和进步有目共睹，化疗的不良反应发生率越来越低，且治疗疗效越来越好。所以化疗不良反应和药物之间不存在必然联系。如何利用好医生手中的医疗武器提高患者的生活质量，无痛无感地化疗才是抗肿瘤治疗的最高境界。

85 哪些胰腺癌患者可以接受放疗

对于胰腺癌来说，放射治疗贯穿于整个抗肿瘤治疗过程的始终。

（1）**手术前要不要放疗？**目前，对于可切除或可能切除的胰腺癌患者在手术前是否给予放化疗仍然存在争议。有人认为术前放化疗可以缩小肿瘤，从而提高手术的成功率；也有人认为术前放疗改变了胰腺及周围组织结构，可能加大手术难度。由于暂无大宗的循证医学依据支持可手术的早期胰腺癌患者术前行放化疗，故术前放化疗需谨慎。

（2）**术后辅助治疗要不要放疗？**术后预防性放疗还是治疗性放疗，目前也是争论的焦点。有人认为胰腺癌根治术后手术局部复发率极高，所以无论手术有没有把肿瘤切干净，手术区域的放疗是必须的；也有人认为盲目放疗不但不能延长患者生存期反而会降低患者的生活质量。由于目前缺乏术后辅助放疗的循证医学数据，多数学者经验性地支持对那些术后仍有肿瘤残余的患者行病灶区域的放疗。

（3）**不能手术的局限晚期患者要不要放疗？**没有远处转移又不能手术的胰腺癌患者，由于病灶局限，已有文献报道称同时放化疗相比单纯化疗，可以提升病灶的控制率，缓解局部症状。故此种治疗选择是有意义的。

（4）**晚期胰腺癌能不能放疗？**对全身多发转移的患者来说，胰腺局部病灶的控制已经不那么重要了。全身的化疗才是治疗的首选。但是对于个别因肿瘤压迫造成腹部疼痛明显，或胆道梗阻，或已出现远处转移症状的患者，可以通过局部姑息性放疗缓解症状，提高生活质量。

86 胰腺癌放疗的疗效如何

放疗其实就是利用各种不同能量的射线照射肿瘤区域，以抑制和杀灭肿瘤细胞的一种治疗方法。理论上放疗是手术方式的一种替代，可以杀灭肿瘤细胞达到根治的效果。但在临床操作中往往存在放疗后肿瘤“春风吹又生”的情况，这又是什么道理呢，是不是放疗疗效不佳呢?

答案是否定的，其实放疗的疗效和很多因素相关。

（1）**细胞敏感度和放射剂量**。常常有报道称胰腺癌细胞放疗敏感度低，可又有文章称胰腺癌放疗疗效好，那么我们不禁要问：敏感度低怎么还疗效好呢？的确，胰腺癌细胞对射线的耐受性比较强，所以小剂量的射线根本打不倒它，但是如果能够提高射线的剂量，照样可以杀灭这些肿瘤细胞，达到好的治疗疗效。所以放疗疗效与细胞本身及射线剂量都密切相关。

（2）**肿瘤的位置**。胰腺位于腹腔深处，周围重要脏器和血管都比较多，如果肿瘤仅局限于胰腺内，放疗可以起到根治性切除的效果。但当肿瘤侵犯周围组织和器官时，放疗只能作为减瘤治疗，治疗效果就要大打折扣。

（3）**放疗设备**。放射治疗的“难”就难在射线的精准度和对周围组织的损伤。胰腺癌毗邻胃肠道组织，传统放疗技术很难提高局部肿瘤照射剂量，故几十年来放疗在胰腺癌治疗方面一直停滞不前。近年来，伽马刀、射波刀、TOMO 刀，甚至质子重离子刀治疗等一些先进放疗设备不断出现，提高了放疗的精准性，能在保护周围正常组织的前提下提高肿瘤局部放射剂量，大大提高了胰腺癌放疗的疗效。

（4）**放疗和化疗联合治疗**。放疗是一种局部治疗手段，放疗后局部仍然存在复发的可能，联合化疗后才有可能把放疗时残留的肿瘤细胞杀灭，收到事半功倍的效果。

综上所述，放疗的疗效毋庸置疑，但选择先进的治疗设备、合适的治疗人群、合理的治疗方案，才能取得最佳的治疗效果。

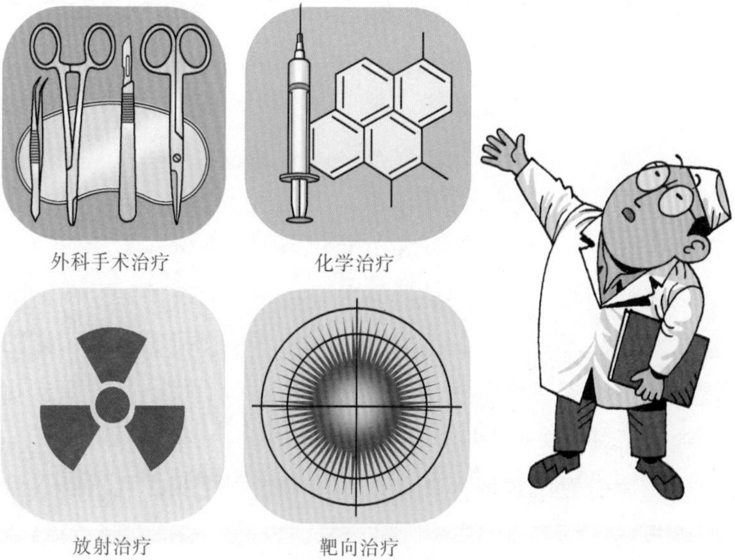

放疗是肿瘤治疗的重要手段

87 胰腺癌放疗的不良反应有哪些，如何应对

放疗是通过不同能量的射线来杀灭肿瘤细胞的治疗方式。正所谓“杀敌一千，自损八百”，射线在杀灭肿瘤细胞的同时对正常细胞也会造成损伤，这就是我们所说的不良反应。但是与化疗不同，放疗只会影响肿瘤及其周围的组织细胞，较少影响全身。

胰腺癌放疗的常见并发症有以下几种。

（1）**放射性皮炎**。放疗时多少都会存在照射区域的皮肤反应，表现为瘙痒、脱屑、色素沉着、水疱和湿疹等，严重时甚至可以出现皮肤糜烂、溃破或感染。对于这些皮肤反应，尤其是皮肤溃疡，首先要注意病变皮肤充分暴露，避免皮肤和衣物摩擦。如需着装则建议选用柔软干净的衣物，首选纯棉的吸水性强的内衣。其次病变皮肤需避免刺激，如不能在太阳下暴晒，不能使用刺激性强的洗涤用品，不能用过热的水洗浴，不能在照射区域粘贴胶布或涂抹碘酒等刺激性的药物，更不能用手抓挠等。如病变皮肤出现红肿、瘙痒，可以使用收敛止痒的药物治疗，如病变皮肤合并炎症时可以涂抹外用抗生素治疗。

（2）**放射性胃肠炎**。胰腺邻近胃和十二指肠，且胃肠道黏膜对射线敏感，故胰腺局部放疗时容易对胃肠道局部黏膜造成破坏，导致局部渗出、糜烂，严重者甚至可出现出血和穿孔。这些患者临床可以表现为恶心、呕吐、痉挛性腹痛和腹泻，甚至呕血和黑便。对轻度黏膜损伤的患者应保证饮食易消化、易吸收、高纤维素及高蛋白质，切忌辛辣、油腻食物，有条件者可以适当补充肠道益生菌，以助于肠道功能恢复。如胃肠道黏膜损伤严重，出现反复腹泻或消化道出血者则需要去医院行肠外营养治疗，待出血控制、肠道功能恢复后再进食。

（3）**放疗后红细胞、白细胞或血小板减少。**体内造血系统对射线高度敏感。如果放射线损伤骨髓可导致骨髓内各种造血细胞的分裂和增殖停滞，向周围血液释放的成熟细胞（包括白细胞、红细胞和血小板）减少。因此，放疗期间每周复查一次血常规必不可少，当血细胞下降时可给予相应的造血细胞因子，严重时则需输血并停止放疗。

放射治疗的不良反应在大多数情况下都是可控的，选择先进的治疗设备、科学地设计治疗靶区、选用合适的剂量可以最大限度地降低放疗的不良反应。

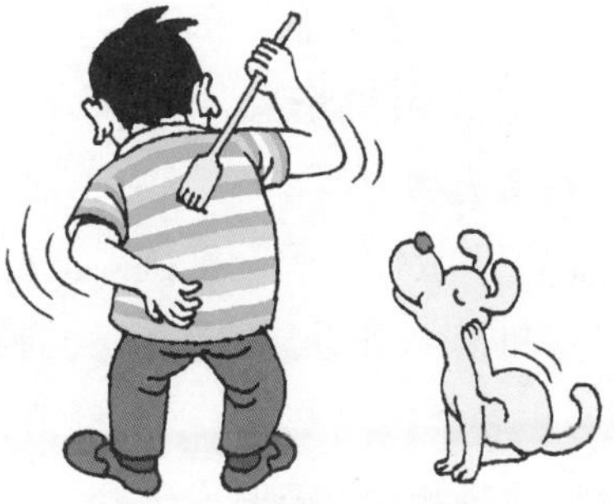

皮肤瘙痒时忌抓挠

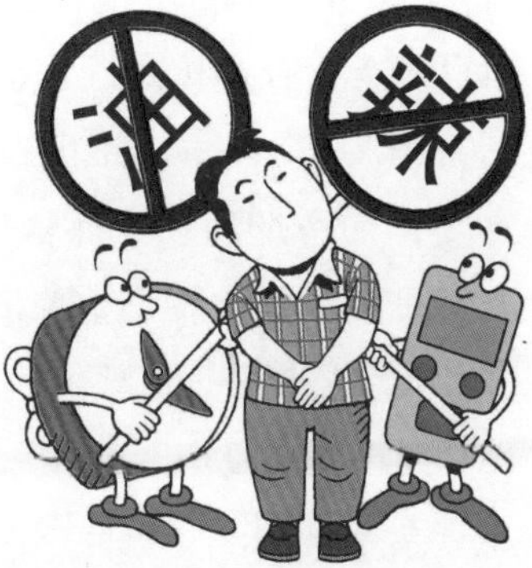

饮食清淡

放疗不良反应是可控的

88 接受放疗的患者需要注意什么

放射治疗时患者需躺在操作平台上接受射线照射，是疗程式循序渐进的治疗过程。一般每天照射一次，每周照射 5 次，根据所选用治疗设备的不同，治疗的时长也不尽相同。那么，在放疗期间患者需要注意什么呢？

（1）**减少紧张情绪**。放疗前患者可以和医生充分沟通，了解放疗的过程和注意事项，避免紧张和恐惧的情绪。

（2）**保留定位标志**。放疗前患者需配合医生在 CT 下行病灶的定位，保留好定位后在体表所留的标记线以指导后续放疗。

（3）**护理照射区域皮肤**。照射区域皮肤需保持清洁、干燥，避免物理和化学刺激。如穿着细软内衣，避免局部皮肤暴晒、粘贴胶布，避免涂抹碘酒或使用刺激性洗护用品等。

（4）**注意饮食和休息**。饮食需遵循“三高一低”原则，即高蛋白、高碳水化合物、高维生素、低脂肪，并食用易消化的食物，少食多餐，切忌烟酒和辛辣食物。最大程度地保护胃肠道功能，帮助其尽早从放射性损伤中恢复。同时，放疗后患者抵抗力会有所下降，人容易疲劳，必要的休息将有助于机体功能的恢复。

（5）**处理不良反应**。放疗后部分患者会出现皮肤红肿和破溃，部分患者会出现恶心、呕吐、腹痛不适等症状，及时发现问题并向医生汇报，医生会尽早处理病症，调整治疗方法和剂量，避免严重不良反应的发生。

89 晚期胰腺癌介入治疗的选择

介入治疗是一种结合影像学显像和临床治疗于一体的微创治疗技术。它可以在CT、超声或磁共振等影像学设备的辅助下，利用穿刺针、导管及其他介入器械，通过人体自然孔道（胃肠道、泌尿道）或微小创口对人体病变部位进行微创治疗。

胰腺癌早期，手术治疗是首选；至中晚期则以化疗和放疗等传统的治疗方法为主。但是随着介入技术的不断推陈出新，介入治疗应用范围日趋广泛，越来越多的晚期胰腺癌患者求助于这种微创手段来缩减肿瘤细胞数量，改善不适症状。那些肿瘤切除不了的、有特殊情况不宜手术或不愿手术的；那些有梗阻性黄疸的、有数目较少的远处转移的患者均是介入治疗的目标人群。目前可以选择的介入治疗主要有以下几种。

(1) **经导管持续动脉灌注化疗法。**经动脉将导管或微导管插入到胰腺癌主要供血的动脉（如胃十二指肠动脉等），化疗药物经导管灌注到肿瘤组织内进行杀瘤治疗。特点：经动脉灌注化疗的肿瘤局部药物浓度较静脉用药显著升高，是不能手术的晚期胰腺癌患者治疗时的补充手段。

(2) **经皮射频/微波消融治疗术。**在局麻下，利用B超或CT等影像学技术引导定位，将不同数量的射频/消融针直接穿刺到胰腺癌或转移病灶中，利用射频或微波的热能，使肿瘤组织细胞发生凝固坏死。特点：高温（50～90℃）可使肿瘤细胞内的蛋白质变性坏死，被灭活的肿瘤组织可产生热休克蛋白，激活机体免疫，进一步抑制肿瘤的扩散。

(3) **经皮 ^{125}I 粒子植入术。**在局麻或全麻下，利用B超或CT等影像学技术引导定位，采用直接穿刺的方法将 ^{125}I 粒子植入到胰腺癌或转移病灶中，通过粒子释放的 γ 射线杀死肿瘤细胞。特点：胰腺癌属于低氧性肿瘤，对常规放疗不敏感，而 ^{125}I 粒子能持续释放有效浓度的 γ 射线半年以上，对肿瘤细胞的杀伤力更大、更持久。同时 ^{125}I 粒子有效照射距离在 1 ~ 2 cm，不容易对周围正常组织造成损伤。

介入治疗对无法手术或已出现远处转移的患者来说是可行的姑息治疗手段。根据肿瘤的大小、形态、部位、与邻近脏器的解剖关系等，可选择一种或多种介入治疗方法。各种介入治疗之间可以先后甚至重复应用以达到最佳的控瘤效果。

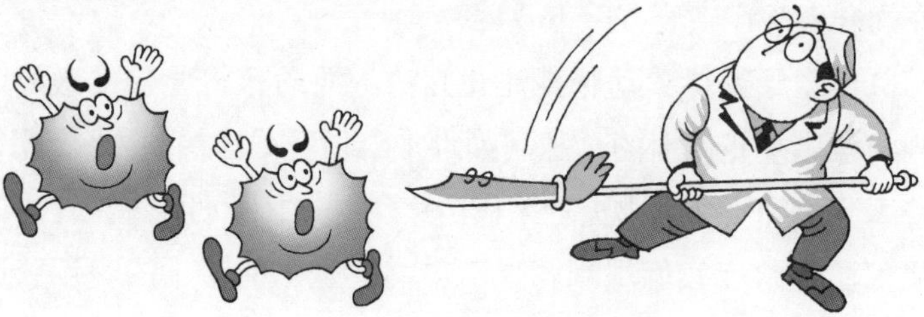

介入治疗是肿瘤治疗的重要手段

90 什么是“靶向治疗”，胰腺癌有没有“靶点”

美国前总统奥巴马在国情咨文中提到“精准医疗计划”，一时间“精准医疗”成为街头巷尾的热议话题。如果说化疗是“炸弹”的话，靶向治疗更像是“导弹”，导向性强，命中率高，不容易伤及无辜。

研究认为肿瘤恶性的生物学行为源于肿瘤细胞内上情下达的信号通路的异常激活。目前已知和肿瘤相关的信号通路有10余条，在肿瘤的生长、增殖、侵袭和转移过程中起着不同程度的作用。靶向治疗即是通过阻断这些通路的上游信号传递来抑制肿瘤生长。由于靶向治疗是从肿瘤细胞内部关上了肿瘤生长的开关，不会对正常细胞造成损害，相较于化疗体现了高效低毒的治疗特点。

在胰腺癌治疗领域，专家们也致力于寻找与胰腺癌生长密切相关的信号通路，但遗憾的是，目前的研究资料显示靶向治疗在胰腺癌患者中的总体获益不多。追其原因，首先，胰腺癌细胞异质性明显。有研究发现胰腺癌患者个体间被活化的信号通路常不相同，这导致专家们很难找出一条有共性的信号通路并给予对应的靶向治疗。其次，很多胰腺癌患者被发现同时有多条活化的信号通路，这些通路在肿瘤生长过程中均起作用。肿瘤细胞这种多元化的特点导致了单一抑制某个信号通路所起的疗效非常有限，需多靶点的靶向药物进行治疗。

目前唯一通过美国食品药品监督管理局（FDA）批准用于胰腺癌靶向治疗的药物是EGFR抑制剂厄洛替尼。厄洛替尼联合化疗相较于单纯化疗的胰腺癌患者总生存期延长了10天。虽然只有短短的10天时间，但统计学分析认为患者是有所获益的，药物最终还是通过了FDA的批准。但是由于此药价格昂贵，存在一定的不良反应发生率，且生存获益不明显，在临床中的应用并不普遍。尽管如此，大家仍不放弃探索。迄今为止，多项 EGFR 抑制剂联合化疗的研究正在进行中，且针对其他多种靶点的药物也在前期的临床研究中。

肿瘤治疗已经进入了靶向治疗和免疫治疗的时代，针对各瘤种的基因表型和信号通路的研究正紧锣密鼓地开展着。尽管目前用于胰腺癌的靶向治疗药物比较匮乏，且疗效不佳，但通过科学家们的不懈努力，总有一天可以看见曙光。

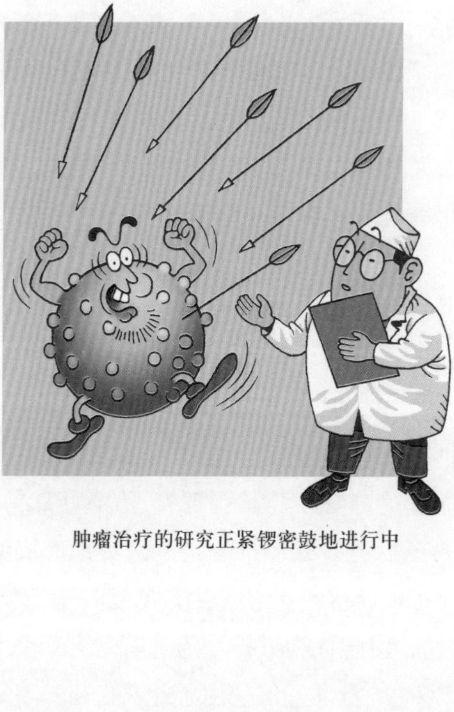

肿瘤治疗的研究正紧锣密鼓地进行中

91 什么是“免疫治疗”

免疫治疗是近几年来发展最为迅猛的抗肿瘤治疗手段，简单地说，就是激活机体自身免疫系统来杀灭肿瘤细胞。2018 年美国 NCCN 胰腺癌治疗指南更新了基因检测的内容，建议进展期胰腺癌患者行相关基因检测，以便了解患者后续是否适合使用免疫治疗。那么，免疫治疗到底是什么呢?

人体内正常的免疫系统有一套完备的肿瘤识别和杀伤体系，该体系包括各种免疫细胞、抗体和补体。利用该体系中任何一个免疫环节所研发的抗肿瘤治疗都可以叫作免疫治疗。既往临床上使用的“胸腺肽”“干扰素”“细胞治疗”“肿瘤疫苗”等均属于免疫治疗的范畴。

近年来，炙手可热的“免疫检查点”治疗是另一种形式的免疫治疗方法。我们可以把免疫系统中的 T 淋巴细胞比喻成“巡警”，把抗原提呈细胞（APC）比喻成“协警”。正常情况下，“协警”发现肿瘤细胞后应该告知“巡警”，并由“巡警”来杀灭肿瘤细胞。但现实情况是，肿瘤细胞往往能够轻易逃避这种识别和杀伤。肿瘤细胞是如何做到的呢？在免疫系统中肿瘤细胞、“巡警”T 淋巴细胞和“协警”APC 之间的信号传递存在很多“中间人”。有一些“中间人”是被肿瘤细胞“买通”的，它们可以阻拦正常信号的传递，比如 CTLA-4、PD1 和 PDL1。它们就像是免疫系统的“刹车”，一旦激活可以让肿瘤细胞在无人监管的情况下为所欲为。

免疫治疗即是要打破这种免疫细胞和肿瘤细胞间的沉默。目前已经上市或还在临床测试的多种 CTLA-4、PD1 和 PDL1 的抑制剂均是想要通过压制这些被买通的“中间人”解除这些“刹车”来活化免疫细胞和肿瘤细胞间的信号传递。

理论上，“刹车”解除确实对免疫细胞杀灭肿瘤细胞有利，但在临床实际中免疫治疗并不是人人都有效，其真正起效还需“天时地利人和”。如免疫治疗想要最大化地发挥功效，还需要确保“协警”可以顺利发现肿瘤，确保有足够的“巡警”可以攻击肿瘤细胞等。

临床试验发现在未经筛选的肿瘤患者中应用免疫治疗，疗效差距很大，这种差距可能和个体的免疫系统是否可以识别肿瘤相关。目前比较热门的三大生物标志物是 PD−L1 的表达、肿瘤突变负荷（TMB）和微卫星高度不稳定 / 错配修复基因缺陷（MSI−H/dMMR），后者是指南中胰腺癌推荐的检测项目。引起这些生物标志物升高的肿瘤被认为更容易被免疫系统识别，免疫治疗的疗效更佳。但在不同的肿瘤中这些指标的提示效应各不相同。

除此之外，免疫治疗只是开启免疫细胞活化的“闸门”，真正要杀灭肿瘤细胞还需要足够数量的免疫细胞。胰腺癌患者往往一般情况较差，免疫力低下，故免疫治疗前还需要给予积极的对症支持治疗以建立并维持一个相对健全的免疫系统。权威杂志《科学》报道称肠道菌群的建立对免疫系统的激活有很大影响，那些治疗前后服用抗生素打破胃肠菌群平衡的患者可能免疫治疗的疗效不佳。

综上所述，免疫治疗其实大有可为，只是如何选择可应答的肿瘤、如何选择受益人群，还需要进一步探索和研究。

92 免疫治疗对胰腺癌有效吗

胰腺癌患者终于有机会使用免疫治疗了！2017 年 5 月 23 日美国 FDA 历史性地宣布批准 PD-1 抗体 Pembrolizumab（商品名：Keytruda，简称“K 药”，该药在国内已经上市）用于存在微卫星高度不稳定（MSI-H）/ 错配修复基因缺陷（dMMR）的成年人或儿童晚期实体肿瘤（包括胰腺癌）。这是 FDA 首次不以瘤种为参考，仅依靠生物标志物来设定药物的适应证，而且药物同时适用于成年人和儿童，可见 FDA 对免疫治疗的看重。随即 Pembro-lizumab 也被写入了 2017 年第 3 版的《美国国立综合癌症网络（NCCN）胰腺癌指南》中，可用于多次化疗失败，且肿瘤表达 MSI-H 或 dMMR 的胰腺癌患者。

其实 FDA 的这次审批源于 2017 年 6 月 8 日权威杂志《科学》发表的一篇文献。该文献报道称 Pembrolizumab 被用于治疗一批有错配修复基因缺陷的实体瘤患者，结果发现全部 86 例患者（各种肿瘤）用药后疾病控制率高达 77%，其中 18 例（21%）患者出现肿瘤完全消失，而那些达到完全消失的患者中又有 11 例停药 2 年后仍未观察到疾病复发。

虽然这项研究的结果喜人，但是试验毕竟只是观察研究，样本量小，其中的胰腺癌案例更是少得可怜，且目前数据显示胰腺癌患者中存在 MSI-H/dMMR 的比例极低（<2%）。故即使胰腺癌患者使用免疫治疗真实有效，根据其适应证（MSI-H/dMMR），也只有极少数的患者适用于此项治疗。故免疫治疗欲想在胰腺癌中大规模开展仍然任重而道远。

93 高龄胰腺癌患者还需治疗吗

胰腺癌由于其恶性程度高，发病年龄晚，临床往往会收治一些高龄的患者，其中部分患者一般情况差，往往无法耐受指南推荐的治疗方案。那么，如何给予这些患者合适而有效的治疗呢？

随着社会医疗体系的逐步完善，我们随处可见精神矍铄的“高龄”老年人（大于70岁），虽然年龄不是肿瘤治疗的瓶颈，但高龄患者往往存在一些不容忽视的疾病特点：①临床症状不典型，部分患者因高龄反应迟钝，对疼痛等症状不敏感，或因畏惧就医等不能及时准确地表达临床症状；②重要脏器退化，部分患者存在肝肾功能退化、免疫力下降，导致抗肿瘤治疗时不良反应加重；③伴发疾病增多，有报道称胰腺癌高龄患者中有80%伴糖尿病、高血压等慢性疾病，这些疾病容易损伤重要脏器功能，增加手术并发症和化疗风险。所以高龄患者抗肿瘤治疗时综合的身体素质评估是第一步。

高龄老年人根据其身体功能退化的不同，在治疗选择上也有很多“折中”的办法。在手术方面，如患者综合评估不适合行手术治疗，可以选择放疗。放疗在无创的前提下可缩减肿瘤细胞数量，是手术治疗的一个补充。在化疗方面，如果患者只是单纯的肝肾功能减退，可以选择肝或肾毒性相对小的药物，必要时可以缩减治疗剂量。如果患者全身状况不佳，且又愿意化疗的，可以选择口服氟尿嘧啶类药物单药化疗，晚期患者也可以选择吉西他滨单药的静脉化疗。

很多时候高龄不是拒绝抗肿瘤治疗的理由，在选择何种治疗方式前，需要对患者身体素质和疾病情况进行全面评估。一般认为，如果患者既往身体素质可，目前身体的不适症状与疾病相关，那么抗肿瘤治疗就是有意义的。

94 胰腺癌局部复发后怎么办

胰腺癌恶性程度高，只有 10% ~ 20% 的患者有机会接受胰腺癌根治切除术。很多患者因肿瘤与邻近脏器和血管牵扯，手术难度大，故术中难免有肿瘤残余。部分基层医院由于手术技术不过关，也可能导致手术后肿瘤的残留。有报道称近 50% 接受胰腺癌根治术的患者术后可出现局部复发，那些术中有肿瘤残留的患者，更是不可避免会出现局部的复发。那么，一旦发现胰腺癌局部复发有什么治疗办法呢？

目前已经达成共识的是，胰腺癌术后如病理学检查结果明确肿瘤仍有残留，可选择手术区域的放射治疗。放疗是手术治疗的补充，可以杀死残留的肿瘤细胞，预防局部复发，提高手术的成功率。但是对于完成标准式胰腺癌根治切除术的患者，手术部位是否适合行放疗仍然存在争议。

根治术后如果病理学检查结果提示肿瘤完全切除，但后续又出现肿瘤局部复发该怎么办呢？如果是胰腺内肿瘤的复发，可以选择再次手术切除，或选择局部介入治疗；但如果是肿瘤瘤床（即肿瘤附近软组织）的复发，手术清除难度极大，既往未接受过瘤床放疗的患者可接受放射治疗，甚至可以同步配合化疗。

总而言之，无论出现哪种复发形式，胰腺癌局部复发的治疗原则是在全身化疗的大方向下，选择手术、放疗或介入等手段进行局部治疗。

95 胰腺癌伴发疼痛怎么办

胰腺癌具有特殊的嗜神经生长的特性，容易侵犯腹腔神经丛，引起上腹部疼痛，且这种疼痛可像皮带样围绕腰间一圈。当晚期肿瘤出现多部位转移时，又会引起相应部位的疼痛症状，如肝脏转移可出现肝区疼痛，骨转移可出现骨痛，腹腔转移致肠梗阻时可出现腹部绞痛等，严重影响患者的生活质量。

目前疼痛治疗的方式主要有三种：抗肿瘤治疗、药物止痛、腹腔神经丛毁损术（仅针对肿瘤腹腔神经丛侵犯造成的神经痛）。

（1）抗肿瘤治疗是比较直接且长效的方法。针对早期胰腺癌可以选择手术切除，如有骨转移的患者可以选择骨病灶局部放疗，全身化疗虽然起效慢，但化疗后如果肿瘤退缩也可以起到缓解疼痛的作用。

（2）药物止痛是目前最常用也是最简便有效的办法。治疗前需了解患者的疼痛特点，如疼痛部位、疼痛程度、疼痛性质等。针对疼痛情况选择相应的止痛药物和适合的剂量，循序渐进地应用直到疼痛控制。一般因胰腺癌侵蚀腹腔组织造成的上腹痛属于内脏痛，可以选择阿片类药物，而因肿瘤侵犯神经引起的烧灼样神经痛，可以选择一些抗焦虑药或抗癫痫药物，而骨破坏引起的骨痛常会选择一些非甾体抗炎药。通过不同的药物配合或药物剂量的调整可达到最佳的止痛效果。

（3）对于肿瘤侵蚀腹腔神经丛导致严重腹痛的患者，腹腔神经丛毁损术是一劳永逸的。在内镜超声引导下将引导针置入腹腔神经丛，并注射化学药物，致使神经节发生慢性坏死，从而切断内脏感觉神经，阻止疼痛的下传。目前此种止痛方式有效率可达80%以上。

96 阿片类药物止痛治疗会成瘾吗

阿片类药物的代表就是“吗啡”。很多患者虽然每天承受疼痛，但仍然拒绝使用阿片类药物来止痛，其主要原因是害怕成瘾。阿片类药物会不会成瘾呢？

首先来了解一下什么才是阿片类药物的成瘾。我们所说的成瘾往往指的是为获得心理上的欣快感，不惜一切代价想要使用阿片类药物。通过一些影视剧我们可知，药物成瘾者往往采取抽吸或静脉推注的方式来使用毒品。因为通过这种方式药物可以快速进入血液，进而产生较高的药物浓度。这种欣快感也就在这个瞬间产生。

在临床止痛治疗中，吗啡的注射是为了缓解疼痛症状，在疼痛状态下这种欣快感显然就不明显了，所以也不容易产生心理上的依赖。其实在临床上并不是依靠反复注射吗啡药物来止痛的，大多数时间使用的是缓释 / 控释阿片制剂。缓释 / 控释阿片制剂可以在体内缓慢地释放阿片类药物，造成一个稳定的药物浓度，不但可以长时间地止痛治疗，还不容易产生欣快感，避免了成瘾的发生。

当然，个别使用大剂量阿片类药物的患者长期用药后，突然停药或快速减量亦有可能产生不适症状，这属于身体依赖，与精神意义上的成瘾是有区别的。对于此类患者，缓慢减量、逐步停药即可避免这种不适。

综上所述，在疼痛治疗方面，只要掌握循序渐进的用药和撤药原则，尽量使用缓释 / 控释制剂，阿片类药物的成瘾率极低，可以放心使用。

97 胰腺癌伴发大量腹水怎么办

晚期胰腺癌患者常伴发大量的腹水，腹腔置管可以将腹水引流出来，但这只是暂时改善了腹胀症状，要真正控制腹水，病因治疗才是关键。胰腺癌伴发腹水的常见病因是低蛋白血症和肿瘤腹腔种植转移。

单纯低蛋白血症的胰腺癌患者往往出现的是清亮的淡黄色腹水，有至少一周以上的严重进食减少，或因缺乏胰酶长期腹泻、消瘦。查体还可以看见双下肢及身体低垂部位（如臀部和会阴部）水肿。此时实验室检查血清白蛋白常常低于 30 克 / 毫升，且伴有前白蛋白的下降。对于此类营养不良引起的腹水，补充白蛋白才是治疗的首选。

肿瘤腹腔转移是胰腺癌最常见的引起腹水的原因。当肿瘤侵犯腹膜或种植于腹腔时可损伤腹膜毛细血管，导致大量蛋白质渗入腹腔，形成腹水。当种植的肿瘤结节自发破裂或“咬破”腹膜小血管时，亦可有血液浸入腹水，所以癌性腹水往往表现为淡红色血性。癌性腹水有顽固、量大且反复的特点，单纯的腹水放液仅能暂时改善腹胀症状，并不能控制腹水量，且反复放液还容易引起低蛋白血症和感染，故针对肿瘤的治疗必不可少。除全身化疗外，局部治疗还可以选用腹腔化疗、腹腔免疫治疗、热疗等手段。

当然由于腹水患者多处于胰腺癌晚期，一般情况较差，肿瘤腹腔转移的同时很可能伴有低蛋白血症，故在抗肿瘤治疗控制腹水的同时，还需关注患者的营养摄取情况。

98 腹水会越抽越多吗

晚期胰腺癌患者常伴发大量的腹水，当腹胀难忍时放腹水也许是最简单、快速的办法。但是有人说腹水会越放越多，腹水最好不放，事实是这样吗？

腹腔是一个密闭的腔隙，正常情况下会由腹膜分泌少量的液体（约 50 毫升）来润滑肠管，协助蠕动。这些腹水“有来有去”不会在腹腔蓄积。当出现异常病症如肿瘤腹腔转移时，这种平衡就会被打破。当肿瘤种植转移至腹腔时，肿瘤细胞持续刺激和损伤腹膜组织，可导致腹水持续渗漏出来。如果不及时给予治疗，腹水会源源不断地产生，使腹部越来越鼓。当腹腔压力极大而腹水无处可去时，腹水产生的速度才会趋缓，但此时的患者已如十月怀胎的孕妇，腹胀难忍。这时如果给予腹腔放液，腹腔压力将会减少，而腹水很快又会继续产生并填满空隙。所以，腹水患者如果不采取任何治疗措施，腹水的确会越抽越多，取之不竭。

那既然越抽越多，腹水是不是最好就不要抽？当然不是！首先，我们前面讲到的是在没有治疗措施的前提下，腹水才会源源不断地产生，但临床实际情况是医生不可能对大量的腹水袖手旁观。其次，腹水是影响患者生活质量的重要因素之一，当出现严重腹胀症状时，让患者舒服才是治疗的重中之重。故腹腔放液以改善腹胀症状需排在所有“治水”目的的首位。当然腹水放液也不能贪多，大量腹水流失会导致体液不足、白蛋白低下，会引起一系列的并发症，故多次、少量、慢慢放液才是正确的方法。

99 胰腺癌伴肠梗阻怎么办

肠内容物无法顺利通过肠腔即是临床上所说的肠梗阻。典型的肠梗阻症状主要表现为腹部绞痛、呕吐、腹胀及肛门停止排便和排气等。部分患者可能因梗阻位置低而未出现呕吐症状；还有的患者可能因梗阻部位高，肠道仍有宿便排出，故症状并不典型。

肠梗阻本身是一个恶性循环的病理过程。当肠道闭塞时，受阻的食糜会刺激肠壁分泌更多的肠液，并促进肠道蠕动努力“冲出重围”。这时梗阻部位肠腔的内容物会越积越多。大量的内容物再刺激肠壁分泌更多的肠液，再加强蠕动，循环往复。最终充盈的肠壁膨胀变薄，肠壁血供受阻，黏膜破坏，严重者出现肠壁坏死。肠道菌群也可通过菲薄的肠壁异位进入血循环引起感染。

肠梗阻治疗的原则是给肠道“减负”。治疗时，首先在静脉营养支持的前提下让患者禁食、禁水。其次，使用肠梗阻导管把肠道原有的内容物抽吸出来，给肠壁减压。肠梗阻导管是一根长约3米的导管，其可在胃镜的引导下置入肠道进入梗阻部位的上游。后续通过外接的引流袋持续引流肠道内食糜和分泌液，以减轻肠道负担。与此同时，还可以通过药物抑制胃酸和其他消化液的分泌，进一步给肠道减压。对于腹部绞痛严重的患者，可给予抑制肠道蠕动的药物止痛。一般情况下，肠道减压后内容物对肠壁刺激减少，腹痛可自然减轻。

需要指出的是，肠道“减负”只是内科治疗的无奈之举。很多晚期患者肿瘤持续进展，病情控制困难，肠梗阻持续且无法解除，内科治疗只是改善症状，延缓并发症的出现，要彻底消除肠梗阻，还需要外科的协助。对一般情况较好的低位肠梗阻患者，外科的肠造瘘术或许较内科治疗更有意义。

100 胰腺癌伴发黄疸怎么办

胰腺癌患者常常因为皮肤或巩膜发黄而前来就诊，故而被确诊。胰腺癌伴发的黄疸最常见的是梗阻性黄疸。梗阻性黄疸往往因胆汁排出不畅，胆红素淤积于皮肤或巩膜而导致。在实验室检查中主要表现为总胆红素异常升高，其中以直接胆红素升高为主，间接胆红素升高为辅（直接胆红素 + 间接胆红素 = 总胆红素）。

那么胆红素是什么呢，怎么会升高的呢？间接胆红素其实是被人体回收的坏死的血红蛋白（血色素），它们被运送到肝脏后代谢为直接胆红素。正常情况下，这些直接胆红素通过胆管排泄进入十二指肠。但当其排泄通道受阻时，胆红素会渗入全身组织和血液中即会出现所谓的黄疸。胰头在解剖结构上靠近肝门胆管汇总的地方，故胰头癌更容易压迫胆总管而引起梗阻性黄疸。

梗阻性黄疸最有效的治疗办法就是找到梗阻部位并及时疏通胆管。目前排查胆道梗阻部位最高效的检查方法是胰胆管造影磁共振（MRCP）。通过磁共振技术对胰胆管结构进行重建，可以比较清晰地发现胆道的阻塞部位，并指导疏通。当梗阻部位确定后，可以根据患者实际情况选择合适的胆汁引流技术。目前使用较多的是经内镜逆行性胰胆管造影下胆总管支架置入术或经皮肝穿刺胆道引流术（PTCD）。

101 胰腺癌伴乏力怎么办

胰腺癌患者常常伴有乏力症状，晚期患者更为明显。医学上将这种与肿瘤相关的疲劳叫作“癌因性疲劳”。它是一种由肿瘤或抗肿瘤治疗引起的令人不安的持续性的身体、情感和认知方面的主观精力衰竭感。在临床上可表现为三个方面。

1）躯体疲乏：虚弱，异常疲乏，不能完成原来胜任的工作。

2）情感疲乏：缺乏激情，情绪低落，精力不足。

3）认知疲乏：注意力不能集中，缺乏清晰思维。

有患者问：“我现在做事情老提不起精神，这算不算疲劳呢？”其实临床上诊断疲劳是有标准的，一般可以通过疲劳量表来测定。患者只需要回答量表中的一些问题，然后通过计算分值就可以诊断了。但是疲劳量表有简有繁，具体如何填写、如何计算还是要咨询专业的医务人员。

如果被诊断为“癌因性疲劳”，患者又该怎么办呢？如果是一般情况较好的疲劳患者，可以通过合理分配体力活动来改善疲劳。

1）建立规律的生活节奏。

2）参加适宜的运动（如散步、小跑、游泳和瑜伽）。

3）参加愉悦的消遣活动（如游戏、阅读、听音乐和社交）。

4）接受适当的身体按摩。

5）进行相关心理咨询和治疗，调整负面情绪。

6）改善夜间睡眠质量（减少白天小憩时间至每天少于1小时）。

7）均衡的营养素摄入。

8）目前治疗疲劳没有特效药，有研究认为中枢兴奋药物利他林（治疗小儿多动症药物）可能对改善疲劳有效。

102 如何处理胰腺癌伴纳差

很多患者都有“吃饭不香、进食减少”的烦恼，医学术语为“纳差”。纳差常常不被重视，等发现时往往已经发展为营养不良，导致很多抗肿瘤治疗无法开展。纳差的产生和很多因素相关，包括心理因素、肿瘤因素、内分泌因素、抗肿瘤治疗等，及时发现和治疗非常重要。下面列举几种常见的原因和相应的处理办法。

1）有些患者疾病不重但心理压力不小，就像高考前的学子一样，每日惴惴不安，美食在他面前味同嚼蜡。对这样的患者，适时的开导和适量的抗焦虑或助眠药物有助于其恢复。

2）有些患者反复纳差、消瘦后才发现患有胰腺肿瘤，其进食减少和肿瘤本身密切相关。针对此类患者，在加强营养支持治疗的同时，还需积极抗肿瘤治疗，以期釜底抽薪，进而改善症状。

3）有些晚期患者一般情况较差，纳差、乏力明显，且有嗜睡表现，这部分患者切不可遗漏内分泌的问题。甲状腺功能减退和新陈代谢紊乱都可以导致机体功能衰退，如果确诊可给予补充甲状腺激素或少量的皮质醇激素以改善症状。

4）有些患者化疗期间会出现进食不香的现象，其食欲改变可能与化疗相关。有些化疗药物会破坏味蕾细胞，导致食之无味。针对此种情况，可在食物中适当多放调味料刺激味觉神经，慢慢等待味蕾功能的恢复。

如果纳差症状持续且非药物干预措施均无法奏效，也可以给予孕激素类药物进行治疗。孕激素常在孕妇怀孕后期异常升高，其可以刺激机体改善食欲、增加体重，这一机制在肿瘤患者中也同样适用。一般接受孕激素治疗后约 80% 的患者可在 1 周后食欲改善。

103 常用于静脉营养输注的“牛奶”袋是什么

胰腺癌患者中常可见到一些营养状态不佳的人。无论是手术原因、肿瘤原因，还是胰消化酶缺乏的原因，这些患者无法通过进食来获取足够的营养素，导致异常消瘦。这时医生往往会给患者静脉输注营养袋，这里所说的营养袋就是我们常看到的“牛奶”袋，由于其中含有脂肪乳成分而呈现“白色”。

静脉营养袋俗称“三升袋”，因为里面可以填装近3升的液体，能够满足一个人当日所需的所有能量和水分。营养袋中包含了人体能量供给所需的三大主要营养素——糖、脂肪和蛋白质，还含有人体所需的钠、钾、钙、镁等电解质，以及水溶性和脂溶性维生素、多种微量元素。这些营养素均是维系机体正常功能的重要成分。由于营养袋需要模拟人体正常进食后血液中各种营养素的水平，故需要由专业的医生根据患者体重和体内营养素情况进行专业的配比，以期更符合生理的营养需求量，有利于机体的吸收。

那么，有了营养袋是不是就可以不用担心吃不吃得下饭了呢？当然不是！无论营养袋的营养多么丰盛，静脉营养不能替代口服营养。因为我们肠道不仅是营养吸收的场所，也是对抗外界细菌和病毒的屏障，当患者长期无法进食，胃肠黏膜萎缩，胃肠菌群异位入血可导致免疫力低下，甚至感染。所以，“牛奶”袋只是暂时改善患者营养状态的一种无奈之举，后续还需积极改善患者的一般情况，尽快恢复口服营养素的摄入。

104 胰腺癌伴腹泻怎么办

很多胰腺癌患者会出现腹泻症状，每日大便 7 ~ 8 次，大便不成形或呈水样，常常一进食肠道就开始咕噜咕噜响，怎么吃都吃不胖。这是什么原因，又该怎么办呢？

腹泻的根本原因是肠道分泌物过多（导致大便稀）或肠道蠕动过快（导致食物不消化）。胰腺癌患者出现腹泻需要鉴别以下几种病因。

(1) 肠易激综合征。在没有肠道器质性病变的前提下，精神因素或胰腺癌手术的原因都可以诱发肠道自主神经功能的紊乱，导致肠道运动分泌功能失调，主要表现为腹泻、便秘、腹胀交替发生等。

(2) 脂肪泻。脂肪泻又称油花样腹泻。胰腺癌患者无论因手术原因还是肿瘤原因均可导致正常的胰腺组织减少或消失，胰腺分泌的胰脂肪酶不足或缺乏，导致脂肪无法被消化。故脂肪以油脂形式进入肠腔，干扰了正常肠道的营养吸收，引起腹泻。脂肪泻的排泄物往往稀薄恶臭，且有油脂粒漂浮。对于胰腺癌诊断明确并粪便漂油的腹泻患者，可以给予胰酶肠溶胶囊补充胰脂肪酶来帮助消化脂肪以治疗腹泻。

如果排除上述病因，肠镜亦未见异常，则需考虑肠道功能性疾病引起的腹泻。肠易激综合征没有特效药，以调理为主。当出现腹泻时患者可以补充益生菌调节肠道菌群，必要时可使用止泻剂（如蒙脱石散、硫糖铝等）。腹泻严重者需要根据症状和实验室检查结果积极补充水分，纠正电解质紊乱和维持酸碱平衡。

105 胰腺癌伴恶病质怎么办

很多胰腺癌患者在疾病进展过程中，表现为不可逆的食欲下降、体重丢失、营养状况持续恶化，这就是肿瘤晚期的恶病质。恶病质可以早期发现且治疗效果较好，但当发展到晚期，出现代谢紊乱，抗肿瘤治疗和营养支持均难起效。因此，恶病质及早发现并及早治疗非常重要。一般情况下，肿瘤患者的体重在半年内下降接近5%，并存在厌食或糖耐量下降（实验室检查结果）就可能是恶病质前期，需要提高警惕。

对于考虑为恶病质的晚期胰腺癌患者，抗肿瘤治疗是釜底抽薪的根本办法。但是由于大多数恶病质患者一般情况差，营养状态不佳，每天卧床超过大半时间，抗肿瘤治疗根本无法开展，故对症支持治疗才是恶病质治疗的重点。

首当其冲的便是营养支持治疗。治疗前首先要对患者体重丢失情况、摄入量和炎症状态进行评估，制订合理的营养补充方案。一般建议以口服营养补充为主（饮食或口服肠内营养补充素），对长期摄入不足或进食障碍的患者才考虑静脉营养补充。恶病质患者因摄入低、代谢异常，往往需要补充各种营养素以纠正能量和蛋白质的不足。在正常营养补充外，目前较为推崇的特殊口服营养素是支链氨基酸和 ω 脂肪酸。有研究发现支链氨基酸可以抑制蛋白质分解；ω 脂肪酸可以控制炎症进展，且两者均可促进蛋白质合成。

除营养支持以外，适当的锻炼和积极的心理干预也是促进消化功能、改善恶病质的好办法。如果非药物手段无法改善食欲，亦可加用促进食欲的药物（甲地孕酮）、促进胃动力的药物（吗丁啉）和抗炎药物（地塞米松和西乐葆）以协助治疗。

综上所述，虽然已经采取了一系列的治疗措施，但是纠正胰腺癌恶病质状态仍然非常困难，我们能做的仅仅是稳定恶病质病情，提高患者生活质量。所以对于进展期胰腺癌患者均应早期开展恶病质筛查，争取早诊断、早治疗。

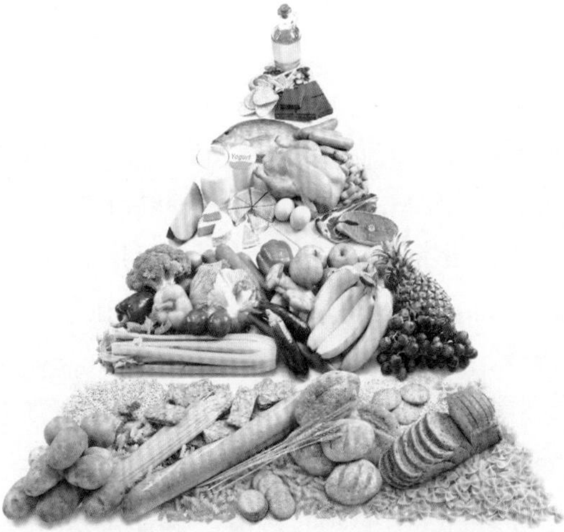

对于晚期患者，首当其冲的是营养支持治疗

106 胰腺癌伴肾积水怎么办

胰腺癌容易出现腹腔转移，当肿瘤病灶压迫输尿管时，可导致肾积水。肾脏内滞留的大量液体又会压迫肾脏组织，导致血供障碍，长期压迫最终可致肾脏坏死。所以对肾积水的治疗原则是“早发现，早引流”。

目前肾积水的引流方式有两种：双J管置放术和经皮肾造瘘术。

（1）双J管置放术。双J管又称猪尾巴导管，是一根两头卷曲的导管，在膀胱镜的帮助下，经尿道放置进入输尿管，一头在肾盂内，一头在膀胱内，帮助尿液从肾脏引流至膀胱。此操作无创，置管后生活质量较高。但置管费用较昂贵，且通常置管不能超过3个月，否则导管可能变质、易断裂，不易拔除或产生结石。

（2）经皮肾造瘘术。是一种高位尿流改道的手术，是在B超的引导下，经腰部皮肤穿刺置管入肾盂，并在腰部留置引流袋，引流肾脏积水。此操作方法简单，损伤较小，价格便宜，但需长期外置尿袋，且创口需经常换药。

两种引流方式特点不同，在临床选择中要有所侧重。由于双J管需3个月更换一次，且更换过程复杂，置管要求高，故临床上常选择那些局部压迫且短期可以恢复的患者。对于一般情况较差，无法耐受膀胱镜的患者；胰腺肿瘤包绕输尿管，导致输尿管完全闭塞无法置管的患者；以及肿瘤进展迅速，输尿管梗阻持续无法解除的患者，均只能选择经皮肾造瘘术。

无论是哪种引流方法都只是把肾脏过滤的尿液引流出来，故引流前需要通过检查了解肾脏功能。如果肾积水时间过久，B超发现肾皮质萎缩，肾图检查发现肾脏已无功能，则提示此肾已经坏死，在这种情况下，除非肾脏发生感染，否则引流已无必要。

107 中医药在胰腺癌治疗中的应用

中医药是胰腺癌综合治疗的一部分，与西医药相比，其并非着眼于直接杀灭肿瘤，而是注重于“扶正固本”的调理作用。通过中医药有助于增强机体的抗癌能力，降低放化疗对机体的毒性反应，改善临床症状，提高患者生活质量，并有可能延长生存期，可以作为胰腺癌治疗的重要辅助手段。但是目前中医药治疗在胰腺癌方面的循证医学证据不多，很多的治疗仍然属于探索阶段。

(1) 中医药治疗胰腺癌的适应证。①早期胰腺癌根治术后的巩固治疗；②中晚期胰腺癌姑息性手术、放化疗后的巩固或维持治疗，可与放化疗联合应用；③无法手术或放化疗晚期胰腺癌患者的姑息治疗。

(2) 辨证论治。目前尚无胰腺癌统一的辨证分型标准，最常见的证型有湿热毒盛型、气滞血瘀型、脾虚湿阻型和阴虚内热型，治疗时宜辨病与辨证相结合，实行个体化诊疗。

(3) 现代中药制剂的应用。除辨证论治使用汤剂进行个体化治疗外，一些现代中成药制剂，包括康莱特、榄香烯乳、华蟾素等，对胰腺癌亦有一定控制肿瘤发展、减轻患者症状和改善生活质量的作用，但是这些药物治疗胰腺癌尚缺乏高级别的循证医学证据，需要临床上进一步观察和应用的数据。

108 放化疗期间患者能不能吃中药

放化疗期间常有患者询问：我能不能同时吃一点中药啊。其实治疗期间吃中药是可以的，只是必须要先知道怎么吃！

化疗和放疗是抗肿瘤治疗最常用的治疗手段，这些治疗方法在杀死肿瘤细胞的同时，也会对正常细胞造成损伤，引起诸如消化道反应（恶心、呕吐、腹泻）、骨髓抑制（白细胞下降）、乏力、脱发、口腔溃疡等不良反应。而中药抗肿瘤治疗和化疗在作用机制和不良反应方面有诸多相似之处，放疗期间如果同时使用了较大剂量的抗肿瘤中药，可能会将不良反应叠加，导致患者机体损害加剧。

那么，放化疗期间具体应该如何应用中医药呢？首先要明确一点，中医可作为放化疗的辅助治疗手段。这些年我国很多临床工作者运用中医药配合放化疗，不仅减轻或消除了治疗的毒副作用，而且还可以提高其综合疗效。如骨髓抑制是放化疗最常见的不良反应，而中药阿胶、黄芪等可以明显提高实验小鼠因放化疗导致骨髓抑制的造血功能；针对消化道反应，砂仁、苍术、白术等中药能够调理放化疗引起的胃肠道功能紊乱。

近些年，中西医结合学科发展迅猛，临床工作者不断运用中医理论来认识放化疗所导致病症的特点，提出“放疗为‘火毒’，易损人气阴；化疗为‘药毒’，易损人气血”的新观点，为指导中医减轻放化疗不良反应的临床用药提供了理论基础。因此，只要放化疗期间患者没有出现无法进食的情况，一般是可以配合服用中药的。中医药和放化疗可以相互补充，达到减毒增效的作用。

109 药物临床试验是什么？患者如何获取相关信息

患者在医院进行诊断和治疗的时候，医生有时会向患者或家属推荐有关的药物临床试验，这时患者和家属会比较紧张：“是不是医生要拿我当小白鼠做实验啊？”

那么，什么是药物临床试验呢？抗肿瘤药物的研制是医药界最活跃的领域。从新药研制到上市，往往需要经历多期的临床试验观察，以确保药物的安全性和有效性。而这个药物在上市前的用药观察过程，就是我们所说的临床试验。与世界其他国家一样，我国对新药的临床试验有严格的审查和资格要求。新药要经过国家食品和药品监督管理总局（CFDA）审查批准，在指定的医院（临床药理基地）中进行。在临床用药前，治疗方案还需要经过所在医院的伦理委员会审核批准。CFDA 对参加新药临床试验的医务人员、医疗设备和条件，以及生产药物的厂家都有严格的职责要求，并要求配备监督、核查人员。新药的Ⅱ和Ⅲ期临床试验还会设置试验对照组，即新药需要和目前常用的标准治疗进行比较，以确保新药可以给患者带来益处。所以无论是从制度上还是操作上，药物临床试验都是严谨可靠的。

临床试验对胰腺癌患者有什么意义呢？临床试验有一套严谨细致的临床操作过程。首先在进入临床试验前，患者要接受最全面的疾病筛查，当然试验中所有的检查和治疗费用都是减免的。符合入组标准的患者随机入组接受治疗（随机接受新药治疗或标准治疗）。同时治疗的全程会有专业的医生观察不良反应和测量肿瘤的大小变化。整个过程都需按照诊疗规范操作并全程记录，相当于在免费的条件下接受了一次 VIP 的检查和治疗。值得一提的是，很多时候胰腺癌患者在多线治疗后（很多治疗方案都治疗失败）已经没有更好的治疗选择了，这时临床试验相当于给患者又打开了一扇窗，提供了新的治疗药物和方案。

那么，如何查询和了解相关的临床试验开展情况呢？在 CFDA 药品审评中心下属的“药物临床试验登记与信息公布平台”可以查询到相关的临床试验信息，根据提供的信息要点，可以网上查询或咨询参与医院的临床药理基地以了解相关试验的开展情况。

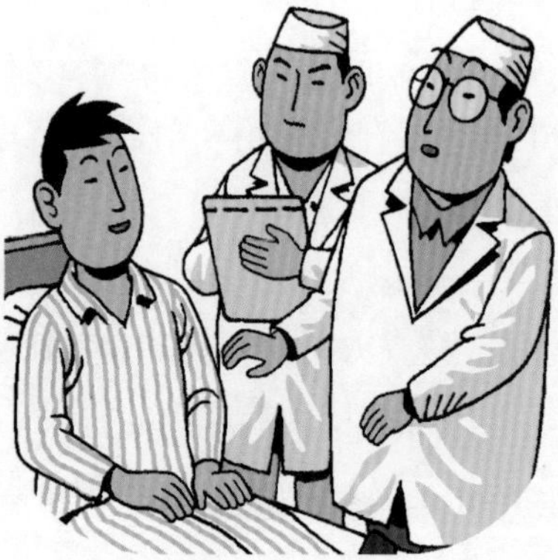

积极参与临床试验

110 为何化疗前要留置深静脉输液导管

化疗，简而言之就是通过静脉输注化学治疗药物的过程。这些化疗药物多为生物碱制剂或细胞毒制剂，对浅静脉血管有较强的腐蚀性和刺激性，短期输注会造成血管炎，长期输注或渗漏会造成血管及周围皮肤的坏死和溃破，危险性大。

上腔静脉和下腔静脉是化疗置管时经常选择的深静脉，因其管腔粗，血流快，化疗时输注的药物很快会被经过的血流稀释，不易造成血管壁的损伤。深静脉置管即是将输液管直接留置在此类大血管中，这样输液时不但避免了浅静脉输注时的反复扎针，还可以防止药物外渗、静脉炎等不良反应。

目前可选择的深静脉置管有：经外周静脉穿刺中心置管(PICC)、颈内静脉置管、锁骨下静脉置管、输液港 (PORT)。那么，具体如何选择合适自己的输液方式呢，我们来比较一下各种置管的优劣。

（1）PICC。是从肘部的某静脉穿刺，将导管沿手臂血管上行至上腔静脉留置。优点：①穿刺点离重要血管和脏器远，可选择的穿刺血管范围大，穿刺成功率及安全性均高；②导管可保留 6 ~ 12 个月；③可以洗澡（只需穿刺点避水）；④血栓概率低。缺点：每周需至专业机构消毒、冲管维护。

（2）颈内静脉置管。是从颈部的颈内静脉穿刺，导管沿颈部血管下行至上腔静脉留置。优点：穿刺置管路径短，穿刺成功率高。缺点：①穿刺点周围有大动脉，穿刺危险性高；②颈部穿刺点可存留瘢痕，影响美观；③留置时间不超 1 个月，化疗周期需反复置管；④穿刺点需避水（不能洗澡）；⑤血栓概率高；⑥每日需肝素冲管维护。

（3）锁骨下静脉置管。是从锁骨下静脉穿刺，导管沿锁骨下静脉进入上腔静脉留置。优点：①穿刺置管路径短，穿刺成功率高；②穿刺点可隐于衣领内。缺点：①穿刺点周围有大动脉、肺，穿刺危险性高；②留置时间不超过 1 个月，化疗周期需反复置管；③穿刺点需避水（不能洗澡）；④血栓概率高；⑤每日需肝素冲管维护。

（4）输液港。是通过小手术将输液泵埋入胸前区皮下组织，泵的输液导管留置并进入锁骨下静脉或上腔静脉内。优点：①输液泵隐于皮肤；②可保留 5 年；③血栓率低，不输液时只需每月护理 1 次；④患者可以洗澡。缺点：①置入操作繁复；②置管价格昂贵，输液时需在输液港表皮扎针（有轻度刺痛感）。

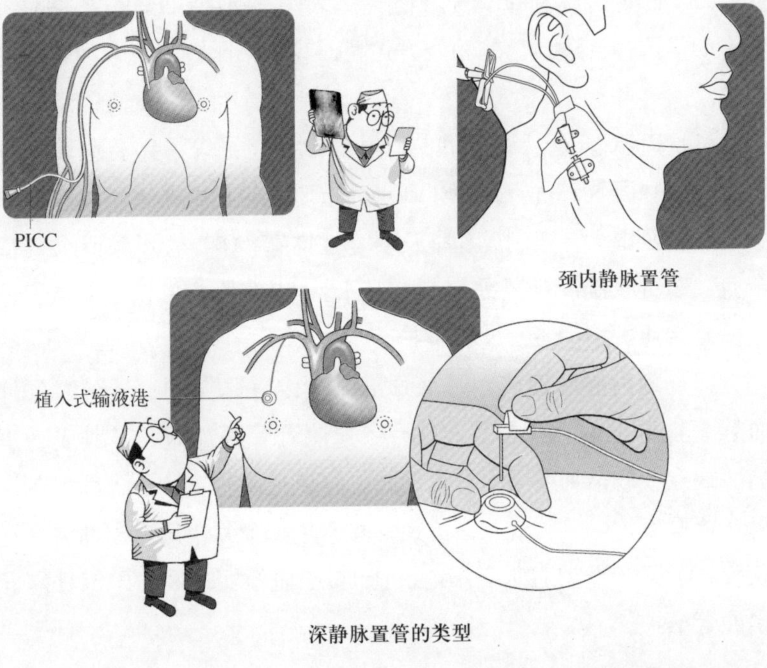

深静脉置管的类型

随访康复课

111 应该让患者了解自己的病情吗

电视剧里常有这样的场景：体检做完，患者家属和医生对坐，然后家属红着眼说："医生，得肿瘤这个事情你千万不要告诉病人啊……"为什么中国的家庭一般都拒绝和患者谈病情呢，是患者接受不了胰腺癌，还是家属认为患者接受不了？我们不高谈阔论"知情权"，我们只想说作为患者，他应该要了解病情。

古人云"知己知彼，方能百战不殆"，所以要战胜疾病就必须要先了解疾病。首先，街头巷尾的嚼舌、网络的非官方推送，这些难辨真伪的信息只会误导视听。正确的胰腺癌相关知识可以从专业的肿瘤科医生、正版发行的书籍和官方的微信平台中获取。只有充分了解胰腺癌的疾病特点，我们才能正视疾病的进程，即使最终不能改变生命的时间，也可以有质量地活着，明明白白地活着。曾经遇见一位患者，了解到自己得了胰腺癌后坚决地拒绝治疗，因为他说："村里的老李花了很多钱，半年不到就走了，我还是回家算了。"这位患者就是盲目地受到了误导，在他还没搞清楚老李的病是不是和他相同，是不是比他严重，老李是不是及时接受了正规的治疗前，已经将自己和村里的老李划上了等号，最终错过了最佳的治疗时机。

其次，了解自己的真实病情，在治疗的重大决策上才可以为自己说上话。胰腺癌治疗比较复杂，病情时常跌宕起伏，花费也比较大，到底如何选择后续的治疗方式，是积极的还是消极的，其实本就没有对错。而这种选择让家属决定，有时候比较主观，医生也更喜欢听取患者本人的意见。

其实，真实了解自己的病情，还可以更好地对自己的将来有所规划。疾病的病程是有限的，但在有限的生命里却可以过出不一样的生活。有些人可能工作一辈子，活了七八十年，但却从没有出去走走，从没有放声高歌，也没有对亲近的人说一句感激。每日的碌碌无为，这不是生活。虽然晚期胰腺癌患者生存期并不是很长，但在有限的时间内要尽可能做自己想做的事情，爱自己亲近的人，做回真实的自己。

悲欢离合本就难免，生老病死总有一天，正确的生活态度才能将每天都活出精彩。

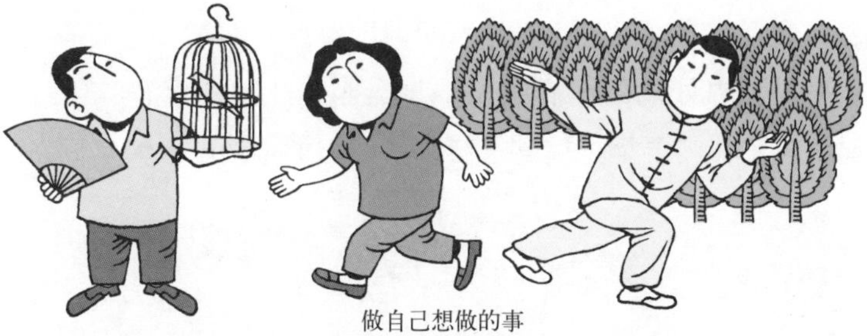

做自己想做的事

面对肿瘤要保持平常心

112 胰腺癌术后多久刀口处才会不痛

胰腺癌手术后通常一周内刀口处都会感觉到疼痛。随着麻醉镇痛泵的普及，以及术后镇痛药物的广泛使用，患者术后的疼痛感已经得到了很大程度的减轻。

如果刀口愈合顺利，通常术后2周患者就可以拆线出院。此时手术刀口处已经没有明显的疼痛感了。术后2～3周刀口处局部会结痂，这时候瘢痕开始增生，局部会出现发红、发紫、变硬的现象，因为瘢痕处有新生的神经末梢，所以瘢痕组织会出现瘙痒和疼痛，一般以刺痛为多。通常这种不适感可持续数月至数年不等，属于正常现象，不必特殊处理。

如果刀口处局部压痛明显，甚至伴有红肿或渗液，则需要考虑局部感染，需要至医院进行伤口清洗和消毒处理。

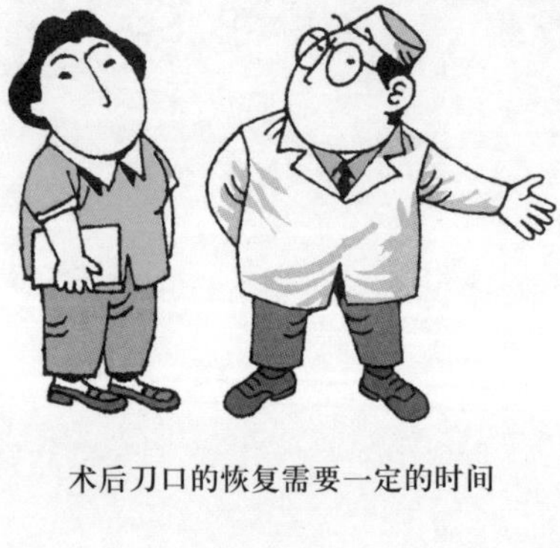

术后刀口的恢复需要一定的时间

113 胰腺癌根治术后如何进行随访

胰腺癌患者接受根治手术后无论后续如何化疗，只要没有发现复发和转移的征象，即可按照根治术后的随访形式进行随访。

随访模式如下：术后第一年在术后 1 个月、3 个月、6 个月、9 个月、12 个月进行一次随访，1 年后每半年随访一次，至少持续 5 年。每次随访都需要复查血常规、肝肾功能、肿瘤标志物和腹部 B 超，每半年，即术后 6 个月、12 个月、18 个月、24 个月等，或者怀疑有肿瘤复发等异常情况时，则需加做上腹部增强 CT 检查。

在随访中还需要注意以下情况。

(1) **随时注意肿瘤标志物的变化。**术前异常升高的 CA19-9 等肿瘤标志物通常都会在术后降至正常，或接近正常。如果在随访中肿瘤标志物出现明显的上升趋势，则需要警惕复发。

(2) **留意 B 超和 CT 检查的异常征象。**影像学检查除了可以发现肿瘤复发征象外，还可以提示术后的一些并发症，如术后脂肪代谢异常可导致脂肪肝，术后肠粘连可导致肠梗阻，营养不良可导致腹水，胰腺癌术后可出现胰体尾萎缩等。

(3) **留意实验室检查的异常指标。**术后还可以通过各项实验室指标来随访残余胰腺的内、外分泌功能的变化。如血糖增高提示内分泌功能受损（当然术前可能已经存在），需要口服降糖药或注射胰岛素；如进食后出现腹胀不适，且放屁、排便腥臭，则提示外分泌功能受损，要加大胰酶胶囊的口服用量。

114 晚期患者康复期如何进行随访

胰腺癌的恶性程度高，晚期胰腺癌患者即使完成全部疗程的化疗，病情稳定，仍不可避免肿瘤复发和进展，故对晚期胰腺癌康复期的随访工作不容忽视。及早发现复发苗头才可以最大限度地延长患者生存期。

晚期胰腺癌患者在接受6个周期的化疗后一般会有两种选择，一是继续接受维持治疗，二是直接进入随访。无论患者接受哪种治疗模式，后续的随访都是相似的，即至少每2～3个月随访1次。

随访的内容主要包括了解患者近期异常的症状、体征和体格检查，实验室检查监测CA19-9水平，上腹部增强CT了解手术局部情况，胸部CT平扫排除肺部转移等。

当然，随访时间只是根据既往胰腺癌病情进展时间的大数据而预估的，随访间歇期如患者出现任何不适症状或体征，均需立即就医行相应的检查和治疗。

115 康复期饮食上应注意什么

胰腺是人体第二大消化腺，对食物的消化和吸收起到关键作用，胰腺癌手术后的患者饮食该如何调理呢？之前已经了解到胰腺癌不同的手术方式对消化道的改造情况各有不同，故术后消化道恢复和进食情况也会有所区别。

（1）胰头癌患者，选择行胰十二指肠切除术。这种手术在切除肿瘤的同时，将胰腺、十二指肠、胆管、胃等进行了消化道重建。重建后三个吻合口的生长需要一定时间，故术后禁食时间一般会较长。一般情况下，术后 3 ～ 4 天胃肠道蠕动才可恢复，当肛门排气后，才可以进食白水，喝水无异常之后才可逐渐转为无油的流质饮食，如藕粉、米汤等淀粉类食物，或水果汁、蔬菜汁等无渣的饮品。最终待患者胃肠道逐渐适应后，饮食才可慢慢转为低脂半流质饮食或低脂普食，如粥、稀饭、面条等易消化的食物，这一阶段进食宜少食多餐（每天 6 ～ 8 餐），以易消化食物为主，适当添加一些瘦肉糜、蛋白粉等营养成分，当进食没有异常时就可以出院休养了。

出院后患者的饮食还要逐步调整，如增加每餐进食量，并减少进餐次数，必要时辅以一些助消化的药物，如胰酶胶囊，逐步调整到正常饮食。若进食后出现饱胀感，则可暂停进食，加大活动量或增加进餐间隔时间，待饱胀感消失后再次进食，切忌进食后立即平卧。这一阶段饮食主要是保证一天总的能量供应，进食量至少要达到正常饮食总量的 70% 以上，主要以低脂、高蛋白质饮食为主，建议进食畜禽类的瘦肉如鸡鸭肉，以及鱼肉等，避免肥肉、内脏、油腻、过度辛辣的食物。在饮食调整期间，患者要注意定期复查血指标，一般是每周复查血常规、肝肾功能、电解质等，评估整体营养状况。比较直观的营养衡量指标就是体重，体重逐步增加代表进食量充足、消化功能逐步恢复，如体重保持不变甚至有减轻，说明营养供给还不达标，需要加强营养支持。

(2) **胰体尾癌患者，选择行根治性胰体尾脾切除术（无需消化道重建）**。这类手术没有行消化道的改造，胃肠道还是原来的构造，仅胰腺的功能会受到部分影响。故这类手术后的患者辅以助消化药物，如胰酶胶囊，很快即可以恢复到术前正常进食水平，恢复期间也是以能量充足供给为主，注意营养均衡。

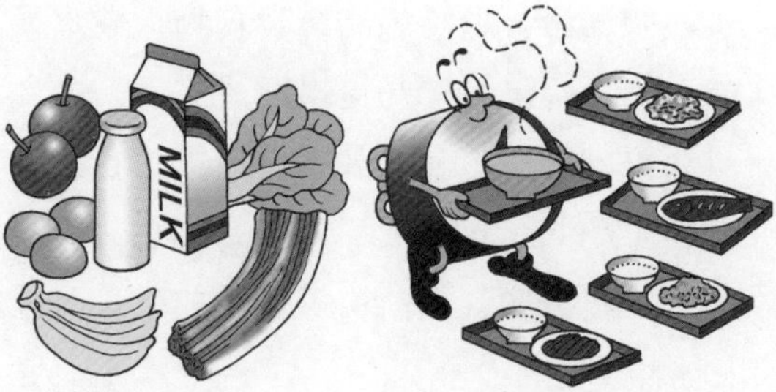

保证营养摄入　　少食多餐

营养补充和饮食习惯要科学合理

116 患者是否需要忌口

在中国人的传统认知中，海鱼、海虾、鸡等都是“发物”，肿瘤患者不应该进食这些食物，否则会导致肿瘤进展。还有些人认为吃泥鳅容易导致肿瘤转移，因为老人们说吃了泥鳅肿瘤就像泥鳅一样变得滑不溜秋，不容易捕捉。以上这些观点都是没有科学依据的，临床中并没有见到哪个患者吃了“发物”引起肿瘤复发和进展的例子，相反，那些因为诸多顾忌而导致营养失衡的反面案例倒是比比皆是。

从西医的角度看，所有的食物都被分解为七大营养要素，即水、蛋白质、碳水化合物（糖）、脂肪、维生素、矿物质和纤维素。人体主要的供能营养素是糖、脂肪和蛋白质。所以在评价食物时会把上述营养素的量和比例作为主要参考。比如海鱼和河鱼相比营养成分基本相似，但海鱼含有更多不饱和脂肪酸，含有更丰富的矿物质和维生素含量等。所以我们认为海鱼比河鱼更有营养。对于胰腺癌患者来说，在合理补充胰酶的前提下，食物中所有的营养素都是必需的，没有忌口之说。只有营养均衡才能有满格的免疫力，才能有充沛的体力应对肿瘤带来的伤害及积极配合各种治疗。

当然也有特殊情况，比如我们所说的“发物”，其中有些具有特殊的蛋白质，这些蛋白质容易诱发过敏反应。既往已证实对鱼、虾或鸡过敏的患者，应避免食用。另外，口服中药时也可能有食物上的禁忌，需要遵医嘱执行。

117 患者需要吃“补品”吗

在中国人的传统观念里，生病就要吃补药，食补优于药补。那么，补什么呢？虫草、灵芝、海参、燕窝，甚至网上推销的保健品……意识中，反正最贵的就是最好的。很多患者和家属在肿瘤确诊后就会询问：我们在吃的方面上要注意什么，可以吃什么“补品”呢？

“补品”，从字面上理解就是食品的补充。抛开那些类似药品的保健品不谈，来说说我们平素耳熟能详的虫草、灵芝、海参和燕窝到底是什么东西吧。虫草和灵芝其实就是一种真菌，起效成分是多糖，从中医上讲有免疫调节的作用，但科学研究表明这种免疫调节作用并不明显优于我们日常食用的香菇。海参和燕窝里面有多量的优质蛋白质，方便消化系统吸收，但由于价高量少，一小个海参或燕窝里的优质蛋白质并不多于一个鸡蛋的含量。

虽然西医理智地告诉我们，这些“补品”中所含的营养成分在其他食物中也有，但这些“补品”也并不是一无是处。在经济条件允许的情况下，可以适量地进补。但需要提醒的是，市场上各种“保健品”和“补品”鱼龙混杂，成分和功效并未经过严格的验证，所以我们要去专门的商店购买正宗的食材，食补的时候还要擦亮眼睛，量力而行，不能“神化”这些保健品的功效。

118 术后胰酶补充的要领

胰腺可以分泌胰蛋白酶原、脂肪酶、淀粉酶等来消化食物中的蛋白质、脂肪和糖。胰腺癌切除术后，胰酶分泌不足或缺乏都容易引起相应的营养吸收障碍，所以补充胰酶非常重要。缺乏胰酶的患者，如蛋白质和糖吸收不良表现为消瘦，如脂肪吸收不良则直接表现为反复脂肪泻（腹泻伴大便漂油）或大便排气腥臭，这就提示需要外源性补充相应的消化酶。胰酶肠溶胶囊就是这一类酶的补充剂，市面上常用的有两种，一种是单纯的胰酶补充剂，一种是在胰酶补充剂的基础上加入了米曲菌霉提取物（一种辅助消化酶）。

胰酶补充剂是从猪胰中提取的多种酶的混合物，主要为胰蛋白酶、胰脂肪酶和胰淀粉酶。这些胰酶超微微粒被肠溶包衣包裹，并通过胶囊封存。口服时胰酶胶囊需整片吞服，不能咀嚼。胶囊经口服进入胃后，几分钟内即可溶解，释放出数百颗大小为0.7 ～ 1.6 毫米的肠溶包衣包裹的胰酶超微微粒，这些颗粒可与食糜充分混合，并被同步排入十二指肠。在十二指肠的碱性环境中，肠溶包衣被降解，胰酶开始发挥消化功能。故为了同步这一消化过程，服用胰酶胶囊时需要随餐进行。一般在进餐开始时口服 1 片，然后在进餐过程中服用剩下的药片。病情严重程度不同，胰酶胶囊的用量也不相同。成人首次 2 粒起始，服用后如症状未改善，则可加量至每次 3 ～ 4 粒。米曲菌霉提取物是一种辅助的消化酶，可以在胰酶消化的过程中起到锦上添花的作用。

由于胰酶本身是蛋白质，其被蛋白水解酶分解后，最终以肽和氨基酸的形式被机体吸收，用药安全性高，极少发生不良反应（< 1%）。偶有的不良反应为腹泻、便秘、胃部不适、恶心和皮肤反应等，故可长期安心使用。

119 患者可以进行哪些运动

科学适当的锻炼可以给患者带来一个好的心态，增强与疾病抗争的自信与勇气。同时，运动可以加强胃肠蠕动，增加胃口；可以改善体内血液循环，激活机体免疫功能，还可以上调体内皮质醇激素，改善疲劳症状；有助于患者更好地融入社会生活。但是胰腺癌患者在锻炼身体时还需要遵循“适当运动，充分休息”的原则，根据病情和体力情况量力而为。一般根据患者病情，运动可以分为：被动运动、助动运动和主动运动。

（1）**被动运动**。是全靠外力帮助来完成的运动，适合长期卧床、瘫痪的患者。活动时需要家属或医护人员帮助患者将四肢大小关节向各个方向屈伸，同时四肢肌肉也需要进行适当按摩，以保证肌肉张力，避免进行性萎缩。

（2）**助动运动**。是半自助的运动，主要针对一般情况较差的肌肉无力的患者。运动时可以由他人搀扶或利用器械协助，运动方法同被动运动，只是此时以自我锻炼为主，外力为辅。如身体较虚弱的晚期胰腺癌患者，因四肢乏力难以下床活动，为避免下肢肌肉萎缩，可以选择用双脚掌顶住床板，反复脚掌用力外推床板，以活动下肢肌肉。

（3）**主动运动**。是患者自发的运动方式，可以选择的运动多种多样，如走路、小跑、游泳、瑜伽、太极等，运动时应循序渐进，最终达到全身活动的目的。同时部分患者可选择轻体力的家务劳动来锻炼身体。患者通过诸如洗碗、扫地、叠衣服或陪孩子玩耍等方式，既活动了身体，也增进了和家人的感情。

120 合并肾功能不全需要注意哪些问题

胰腺癌患者中常有肾功能不全者，有些是本身存在肾功能退化；有些是化疗导致的肾功能损伤；还有一些是因为肿瘤压迫导致肾积水，进而演化为肾脏损伤。无论是哪一种肾功能损伤，去除原发病因都至关重要。如有肾脏基础疾病的患者需要注意治疗高血压、糖尿病或高尿酸血症等对肾脏不利的原发病；化疗导致肾功能破坏的患者需要减量或暂停化疗；肾积水的患者需尽快引流尿液。

在此基础上，还要注意以下几点，以保护残余的肾功能。

（1）**严格控制血压**。血压应控制在 140/90 毫米汞柱以下，如果 24 小时尿白蛋白≥ 30 毫克，则应控制血压＜ 130/80 毫米汞柱。

（2）**控制血糖**。糖尿病患者糖化血红蛋白应＜ 7%，对于老年人、情绪抑郁及有低血糖倾向的患者，可适当放宽至 7% ～ 8%。

（3）**降低尿蛋白和血脂，控制钠盐摄入**。建议每日钠盐摄入小于 5 克。

（4）**控制蛋白质和热量的摄入**。非糖尿病所致的轻度肾功能损伤患者，原则上应减少蛋白质的摄入，推荐每日蛋白质摄入量为 0.6 ～ 0.8 克 / 千克（每 100 克鸡蛋含有 13 克蛋白质）；中、重度损伤的患者应低蛋白饮食，每日蛋白质摄入量不多于 0.6 克 / 千克，热量维持在每日 147 千焦 / 千克（每 100 克巧克力有 2 457 千焦）。60 岁以上老年人因活动量减小，热量应控制在每日 126 ～ 147 千焦 / 千克。

（5）**避免使用肾毒性药物**。减少或避免使用感冒药、非甾体类镇痛药，以及有肾毒性的抗生素、中药、抗肿瘤药物等。

（6）**调整饮水量**。无身体水肿的肾功能不全患者需适量饮水，建议每日尿量在 800 ～ 1 000 毫升。

小贴士

	食物名称（100克）	热量（卡）	蛋白质含量（克）
蛋类	鸡蛋白	60	11.6
	鸭蛋	180	12.6
	鸡蛋（红皮）	156	12.7
	鹌鹑蛋	160	12.8
	松花蛋（鸭蛋）	171	14.2
	松花蛋（鸡蛋）	178	14.8
	鸡蛋黄	328	15.2
豆类	豆腐脑	15	1.9
	红豆馅	240	4.8
	豆沙	243	5.5
	豆腐	98	12.2
	素鸡	192	16.5
	豌豆	313	20.3
	绿豆	316	21.6
	蚕豆	335	21.6
	蚕豆（烤）	372	27
	大豆（黄豆）	359	35
	腐竹	568	44.6

	食物名称（100克）	热量（卡）	蛋白质含量（克）
谷类	米饭	116	2.6
	玉米（鲜）	106	4
	花卷	211	6.4
	油条	386	6.9
	馒头	221	7
	烙饼	255	7.5
	油饼	399	7.9
	玉米糁	347	7.9
	面条	284	8.3
	小米	358	9
	挂面	346	10.3
坚果和种子类	栗子（熟）	212	4.8
	松子仁	698	13.4
	核桃（干）	627	14.9
	腰果	552	17.3
	葵花子仁	606	19.1
	芝麻（黑）	531	19.1
	花生仁（炒）	581	23.9
	榛子（炒）	594	30.5

121 合并糖尿病需要注意哪些问题

胰腺癌患者很多都伴有糖尿病，无论是先有糖尿病再有胰腺癌，还是先有胰腺癌再有糖尿病，规范的血糖控制必不可少，同时还需在降糖治疗中随时监测各个时间点的血糖变化。

糖尿病患者由于其胰岛功能长期异常容易引起胰腺癌。胰腺肿瘤侵犯胰腺组织又可导致胰岛素分泌绝对不足，常规的口服降糖药疗效欠佳，这时需要及时更换外源性的胰岛素进行降糖治疗。

既往没有糖尿病基础疾病的胰腺癌患者，由于肿瘤侵犯或手术切除大片胰腺组织，也会出现胰岛细胞不足或缺乏而诱发糖尿病。这类由胰腺组织破坏导致的糖尿病叫 3 型糖尿病。这部分糖尿病患者由于胰岛素产出不足，所以只能使用外源性的胰岛素降糖。部分胰腺癌患者由于胰岛细胞的代偿性增生，虽然血糖仍可以勉强维持，但已是潜在的糖尿病患者了，需要密切关注血糖变化。

对于已经明确糖尿病诊断的患者，密切随访血糖情况、及时调整胰岛素剂量是治疗的关键。而针对那些潜在的糖尿病患者，则需要每年定期检测血糖，如有“多饮、多尿、消瘦”等糖尿病典型症状者更需要加大血糖监测密度。研究发现有 25% 的 3 型糖尿病患者存在“脆性糖尿病”，即血糖波动大起大伏，容易诱发糖尿病危症。故此类潜在患者及时发现高血糖至关重要。一旦确诊糖尿病则需在充分补充胰酶的前提下，使用外源性胰岛素进行降糖治疗。少部分血糖轻度升高或怀疑胰岛素抵抗的患者也可以选择二甲双胍来治疗。

小贴士

正确的血糖监测方式

曾经遇见不止一位患者宣称降糖治疗以后血糖控制良好，问：血糖多少？回答：晨起血糖 6.0 毫摩尔 / 升。问：那么餐后血糖呢，睡前血糖呢？回答：不知道。糖尿病难道只是空腹血糖的升高吗？当然不是。空腹血糖升高只是诊断糖尿病的门槛，一旦确诊为糖尿病，需要关注的是患者一天 24 小时的血糖情况，而不单纯是早上的血糖。

那么如何监测血糖呢，在调整血糖的过程中，一般需要每天监测 7 次血糖，分别是三餐前、三餐后 2 小时和睡前，当每次血糖均稳定后，可在这 7 次血糖中随机监测，以保证这些时间段血糖均在标准范围内。正常的血糖标准：空腹血糖 4.4 ~ 7.0 毫摩尔 / 升，餐后 2 小时血糖＜ 8 毫摩尔 / 升（高龄或一般情况差的患者可适当放宽）。

122 患者如何保持良好的心理状态

每个患者在被告知诊断结果的时候，都曾体会过生死一线的恐惧，也都经历从“拒绝承认”到“默默承受”的过程。在严酷的现实面前，如何调整心情，如何坦然面对生活，并树立对抗疾病的信心，才是当务之急。下面介绍几种方法可以尝试一下。

（1）**寻找“感同身受”的心理安慰。**丰富多彩的癌症康复沙龙活动是肿瘤患者相互认识和交流的平台。通过沙龙的活动不但可以深入了解肿瘤本身，也可以交到经历相似的病友，通过他们的励志故事激励自己，通过互相的交流和安慰，化解心中的恐惧，更好地面对生活。

（2）**探寻“积极向上”的心理暗示。**暗示疗法是通过各种积极主动的语言、动作，在不知不觉中给予患者积极的影响。常用的方法如语言暗示、药物暗示或情景暗示等。对患者个人而言，多接受一些正面的肿瘤治疗的案例和新药研制成功的信息，对重塑抗癌信心更为有利。

（3）**培养“轻松愉悦”的娱乐爱好。**生活有很多面，有美好的一面，也有灰暗的一面，不能因为疾病原因就只看见灰暗面。平素有兴趣爱好的患者，可以将更多的时间投身于自己的爱好中。平素没有特定爱好的患者，可以多听听音乐、看看电视和运动，寻找自己的兴趣点。甚至可以做一些类似择菜、扫地等轻松的小家务，通过有事可做来消除焦虑情绪。

（4）**建立“通畅友好”的医患通道。**治疗间歇期当发现病情反复或出现新的症状时切忌上网胡乱查资料，应积极与门诊医生、手术医生或化疗医生保持联系，及时交流病情变化，尽早开展相关复诊检查。

123 家属日常照顾患者时该注意什么

患者家属对肿瘤患者的日常照顾在癌症治疗过程中起着非常重要的作用，其细微程度是影响患者康复的重要影响因素之一。因此，如何做好看护工作，这些细枝末节一定要知道。

（1）努力调整自身情绪。当患者确诊为肿瘤时，当病情出现变化时，医生将病情告知家属，家属应努力调整好自己情绪，以免影响到患者。肿瘤患者往往比较敏感，在日常生活中，家属应合理调整心态，不要努力去掩饰焦虑的情绪，要保持平常心，这样才能更坦然地面对患者，面对今后的生活。

（2）积极疏导患者情绪。患者得知自己病情后难免会有悲观、恐惧的情绪，部分患者甚至消极治疗，产生厌世情绪。在这种情况下，家属首先要调整自己心态，然后耐心疏导患者。有条件的家庭可以求助心理医生，帮助患者从不安和痛苦中走出来，树立战胜肿瘤的信心。当患者经历化疗不良反应时，当病情进展出现症状变化时，患者亦可能出现大的情绪波动。这时家属更需要给予充分的理解和关心，在耐心疏导情绪的同时，及时和医生交流病情，积极用药和接受治疗。

（3）合理安排患者饮食和起居。治疗间歇期家属可为患者提供美味、易消化且富有营养的饮食。菜品的口味要丰富多样，切忌太过清淡少盐，这样才能让患者享受到舌尖的喜悦和满足。同时家属还要提供生活上的便利，让患者可以培养爱好，适当运动，建立规律而又充实的个人生活。

（4）定期协助患者就医。在疾病治疗或随访过程中患者还需要定期去医院复诊。在此期间家属需要合理安排时间陪同，尽量避免在患者出现不适或病情发生变化时无人陪伴而出现心情低落。

随着医疗科技的发展，很多肿瘤已不再是不治之症，很多肿瘤相关的症状也可以通过一些药物或手术手段得到改善。所以无论患者还是家属，都应该用平常心去面对肿瘤。即使肿瘤当前，我们的心态不能被打乱，我们的生活节奏也不能被打乱。

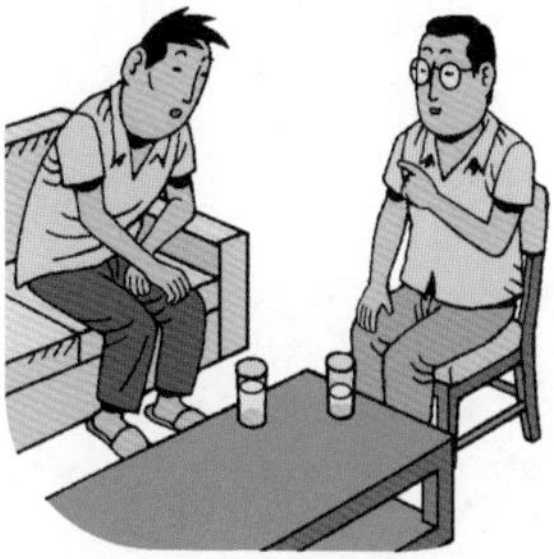

及时疏导

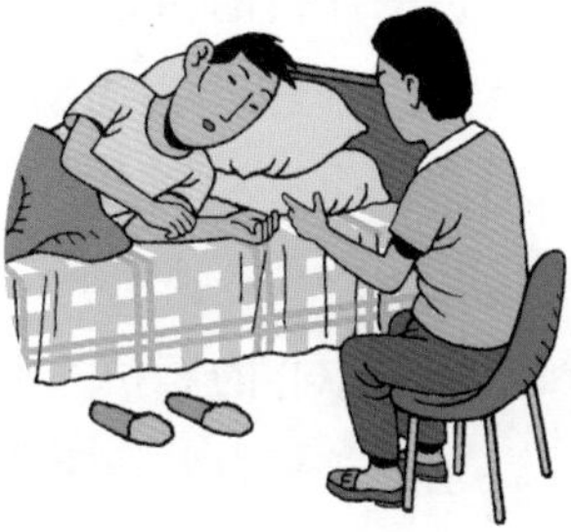

积极陪伴

积极改善患者焦虑的情绪

124 家属在对患者日常看护中应该避免什么

家庭成员在患者日常生活中扮演的角色非常重要，科学合理的陪护不但有利于疾病的康复，还可以给患者带来轻松愉悦的家庭氛围。肿瘤患者的内心往往比较细腻、敏感，细枝末节的不畅就容易触发其负面情绪的爆发，故家庭成员在看护时需要注意避免以下这些问题。

(1) **过于谨慎的相处**。或许是出于怜悯和同情的心态，家属和患者相处时过于小心谨慎，如目光不敢直视、顾左右而言他，使患者联想到自己和别人的区别，认为自己因疾病被排除在正常社会生活以外，容易触发负面情绪。

(2) **过于小心的看护**。家属对患者日常生活的照顾过于无微不至，甚至连挤牙膏、拧毛巾统统包办，这样容易让患者觉得自己是一个“废人”，从而丧失生活的信心。有些患者甚至会产生依赖心理，久而久之造成生活能力的丧失。

(3) **刻意隔离患者的社会功能**。有些家属担心亲戚或朋友不小心向患者泄露病情，或担心患者通过社会交际了解到胰腺癌的真实病程，有意限制探视，禁止患者看书或读报，并且缩小其活动范围等。单调乏味的“圈禁”生活会使患者感觉被孤立，产生强烈的被社会抛弃的感觉。

(4) **不适当的忌口和饮食安排**。有些家属道听途说地将可能不利于肿瘤患者的食物均列为禁品，并认为一些寡盐少油的食物就是健康饮食，这些想法都是错误的。偏信偏食导致患者摄入的营养不均衡，容易导致营养不良。寡淡的饮食不但无法激发患者的进食兴趣，还容易导致电解质紊乱、低钠、低钾，最终诱发更严重的病症。

125 家属在医院陪护时需要注意什么问题

患者住院期间生活起居往往需要家属在病房陪护。那么在陪护期间，患者和家属如何做才能更好地配合医生和护士的诊治呢?一般需要注意以下几个事项。

（1）**配合医生查房**。一般情况下，医生每天上、下午至少要查房1次，根据每个医院规定和各个医生工作习惯的不同，查房时间会略有不同。住院时首先要了解医生查房习惯，尽量保证查房时间内患者不要擅离床位。医生每天查房的主要内容，除了解患者的吃喝拉撒外，还有疾病的变化情况。原则上病情应该由患者本人进行描述。但如果遇见表述或记忆障碍的患者，则需要由陪护的家属代为转述。所以家属在陪护过程中需要密切观察患者的症状变化，如家属轮换陪护的，还需要做好交接工作。

（2）**配合医护治疗**。患者如需检查或治疗，通常医生或护士会提前告知。如患者第二天欲行某项检查，护士会提前告知当晚8点开始禁食；如治疗前发药时，护士会告知药物具体用法等。这些注意事项均需要患者及家属仔细聆听、记录，并根据医嘱执行。如涉及多个陪护家属轮换的，还需要做好交接工作。

（3）**遵守医院规章制度**。医院有规定的陪护和探视时间，按章办事才能给医护更好的工作环境，给患者更好的休息空间。医院同时也是公共场合，需要注意卫生，不能吸烟和乱丢杂物污染环境。同时肿瘤化疗患者常常免疫力低下，陪护或探视的家属如出现感染表现（感冒或发热等），请自觉回避。

（4）**做好患者心理疏导**。患者住院期间难免有情绪低落的时候，家属还需及时发现患者情绪变化，给予积极疏导和鼓励，严重时可以请求医护协助。

126 化疗期间月经紊乱要紧吗

接受多次化疗的女性患者常常会出现月经不规律的情况，有些人可能一个月出现好多次，淋漓不尽，有些人则干脆几个月都没有月经。这种情况是怎么回事，要不要紧呢？

女性的月经周期其实就是正常排卵的过程，需要内分泌和生殖系统多个器官来调节支配。可以说，内分泌系统是指挥官，生殖系统是执行官。在化疗过程中由于患者精神高度紧张，再加上住院期间睡眠及生活习惯的改变均会引起内分泌紊乱、激素分泌异常，导致内分泌指挥工作的失常。而个别化疗药物会破坏卵巢组织，使排卵过程受阻，这是生殖系统的执行工作失常。无论两者谁出现问题最终都可导致月经紊乱。这种化疗所导致的月经紊乱往往只是暂时的，当化疗终止，精神因素得以调整，卵巢组织得以修复，生活复于平静，月经自然而然就正常了。当然也有部分接近绝经年龄的女性，由于卵巢本身功能的退化，化疗导致长时间闭经后可能会促使患者过早进入绝经期。不过，这种闭经后直接绝经的现象并不常见，很多人只是激素水平长时间过低不容易恢复而已，一年以后又复经的患者大有人在。

综上所述，化疗后月经紊乱的现象是正常的，大多数情况下都是化疗引起的不良反应，特别是胰腺癌患者，无需过度关注，更不要因此影响正常治疗。

127 患者治疗期间能否有性生活？能不能生育

胰腺癌患者在生病期间也可能会有各种各样的需求，性需求就是其中之一。那么，胰腺癌患者能不能有性生活呢？“养生调理，需要禁欲”，这是中国古代医学的养生思想。中医认为“泄欲则伤精损阳”，所以胰腺癌患者需要禁欲以保全其元阳，这样才能起到祛病强身的作用。而西医则认为禁欲导致内分泌紊乱更易诱发疾病。对于胰腺癌患者来说，应该节欲而不是禁欲。适当的性生活有助于患者适当运动，并宣泄情绪，乐观面对生活，对疾病有利无弊。

但是，治疗期间生育却是需要慎之又慎的。因为患者在接受放疗、化疗或手术期间，自身体力状况、免疫功能均受到不小的打击，化疗药物对生殖细胞有显著的杀伤和致畸作用，放疗对生殖器官也有很大损伤，女性患者常常可以表现为绝经或者月经紊乱，故此时不适合生育。同时身体的损伤也使得患者在考虑结婚生育时要兼顾到更多的社会责任。对于存在遗传性疾病的患者来说，其下一代也有可能罹患肿瘤，故生育前需要慎重考虑，建议可求助于生殖医学对胚胎基因进行筛查。另外，若在疾病未很好地控制前婚育和抚养子女，无论精力、体力和财力上都比较沉重，这些压力均不利于患者的康复。

综上所述，胰腺癌患者可以有适度的性生活，但涉及生育，建议在病情稳定后 3 ~ 5 年，至少放化疗结束后 3 年再考虑。

附录　5位胰腺癌患者的康复纪实

纪实1：

徐先生，47岁，因“反复腰背部胀痛”就医，行上腹部CT检查后发现，其胰头3厘米×4厘米的肿块，伴有肝脏多发转移。在行CT引导下肝脏肿块穿刺活检术后，被诊断为胰头癌伴肝转移。

外科会诊认为徐先生因同时存在胰腺和肝脏多发转移病灶，已属于晚期胰腺癌，无法接受胰腺癌根治性手术。随后患者接受姑息性化疗4个疗程。化疗后患者胰头肿块进行性缩小，肝脏转移瘤明显减少且缩小。随后再次邀请影像科和外科行MDT（多学科协作诊治）讨论，讨论认为患者目前胰腺病灶和肝脏病灶均较前明显缩小，病灶可以手术切除。于是患者接受了“胰十二指肠切除术+肝左外叶切除术”，术中病灶清理干净，术后患者按原方案又进行了4个周期的治疗，随后规律随访，病情持续稳定。1年后患者复查再次发现肝脏占位，考虑肝转移瘤复发，遂更换另一化疗方案治疗4个周期，治疗后病情亦有控制，现患者正处于化疗间歇期，目前病情稳定，距发病已近2年时间。

医生忠告：晚期胰腺癌并不一定无药可救，通过姑息性化疗也有一部分患者的肿瘤可以显著缩小，并获得根治性切除的机会，最大限度地延长生存期。虽然目前没有指南推荐有转移的晚期胰腺癌患者接受根治性手术治疗，但一些小样本的临床研究的确发现对于转移灶较小且单一的胰腺癌患者，如果同时切除原发灶和转移灶，可以延长患者的生存期。故晚期胰腺癌患者也可以通过转化治疗获取长期生存的可能。

纪实2：

张先生，59岁，因“体检发现肿瘤标志物CA19-9进行性升高”而就医，复查上腹部增强CT提示胰头占位，考虑胰腺癌，伴胰腺炎可能。遂接受了“胰十二指肠切除术+肠系膜上静脉节段切除重建术”。术后患者反复出现腹泻，每天5～10次，为稀便，有时为水样泻，进食后加剧。当地医院给予补充胰酶和益生菌治疗，效果不佳。长期腹泻导致患者只敢进食少油、清淡饮食，2个月间体重下降10千克以上，且迟迟未开展后续术后辅助化疗。与患者充分沟通后发现患者并未按照药物说明书正确口服胰酶，导致反复脂肪泻影响营养吸收。在患者正确口服胰酶后肠道功能逐渐改善，在肠内和肠外营养支持治疗下，患者体重增加，后开始规范的术后辅助化疗。

医生忠告：胰腺癌患者常会因为各种原因出现营养不良。营养不良会降低机体免疫力，延迟患者机体恢复，严重影响患者的康复和后续的抗肿瘤治疗。胰腺癌术后，由于胰腺的切除和肠道结构的重新构建均可能引起不同程度的营养吸收障碍，需要鉴别原因，区别对待。此患者术后反复脂肪泻，是典型的胰酶缺乏导致的营养不良。正常胰腺可以分泌胰蛋白酶原、脂肪酶、淀粉酶等消化酶来分解和代谢食物中的蛋白质、脂肪和糖。胰腺癌切除术后，体内胰酶分泌严重不足，可以导致相应的营养吸收障碍。目前临床上使用的胰酶替代物是从猪胰中提取的多种酶的混合物，是一种蛋白质，在肠道内需要和食物充分混合后才可以发挥消化功效。故胰腺癌术后胰酶缺乏的患者，需要按照说明书正确随餐补充胰酶，这样才能保证正常的营养素消化和吸收，保证术后的身体恢复。

纪实 3:

陆女士，72岁，因“眼黄、尿黄、肤黄，伴上腹部不适”行上腹部CT发现胰头部占位伴胆道低位梗阻，CA19-9异常升高。患者遂在超声内镜下行胰腺占位穿刺活检术，明确了胰腺癌。随后其接受了胰十二指肠切除术，术后又接受了6个周期的术后辅助化疗。化疗后患者定期随访，CA19-9逐渐恢复至正常，影像学检查未见肿瘤复发征象。1年后患者多次复查CA19-9呈进行性上升趋势，但影像学检查仍然未见肿瘤复发，为巩固治疗疗效患者遂回院继续原方案化疗2次，治疗中患者反复出现白细胞下降，后改换单药治疗。目前患者CA19-9持续下降中，患者一般情况可，无严重不良反应。

医生忠告：老年患者在化疗过程中尤其不能一味追求疗效而忽视不良反应。胰腺癌治疗的目标本身就是尽可能地延长生存期，对于年老体弱的患者更要体现这一原则。故老年患者的治疗应因人而异，根据患者实际身体情况而调整用药剂量和方案，合理掌握疗效和不良反应，为患者争取最大的生存获益。

纪实 4:

王先生，35岁，因“上腹部间歇性疼痛伴皮肤和巩膜黄染”起病，首先行磁共振胰胆管造影（MRCP）示胆总管末端和十二指肠间有异常信号（肿瘤可能），伴胆总管低位梗阻。遂给予“ERCP+胆总管支架置入”引流阻塞的胆汁，同时在超声内镜下又对胆总管下端病灶进行了穿刺活检，术后病理提示胰腺肿瘤。在明确诊断后患者接受了胰体尾脾切除术，术后提示肿瘤细胞分化差，已有神经和多个淋巴结转移。术后患者即接受了术后辅助化疗2次，治疗后首次影像学复查就发现肝脏出现转移病灶。随后患者更换治疗方案，化疗了4次，治疗过程中患者反复出现腹泻，药物治疗后腹泻才得以缓解。治疗后再次疗效评价时发现肝脏转移灶逐渐增大、增多，考虑病情进展。此时医院正好参加了一项针对晚期胰腺癌的全球多中心临床试验，医生将王先生的病例资料与该项临床研究的病例入选条件进行比对后发现，王先生符合进入该临床研究的条件。因此，在随机化筛选后，王先生幸运地被纳入临床研究中，并获得了使用全球最新药物的机会。随后复查发现，治疗后王先生的病情较前有所控制，目前患者已完成临床试验治疗，正在随访中。

医生忠告：部分胰腺癌患者的肿瘤恶性程度高，病情进展迅速，常规的化疗可能很难控制肿瘤进展。在一些大型医院，常会针对国际上最新研制的新药开展一些多中心的新药临床试验，患者可以通过临床研究的网站或医生来获取这些信息，在充分知情并签署告知书后，可以参与这些新药的临床研究试验，获取使用新药的机会。

纪实5：

刘先生，59岁，因"皮肤、巩膜黄染1周余"入院。查上腹部CT示胰头部占位，胰管及肝内外胆管扩张，胰头周围及后腹膜多发淋巴结肿大。后查MRCP提示胰头占位，考虑胰头癌，伴腹膜后淋巴结肿大，肝内外胆道系统及胰管扩张，胆囊积液。因患者营养情况较差，且黄疸指数较高，先行经皮肝穿刺胆道引流术（PTCD）减黄治疗，之后每日从PTCD管引流出淡黄色胆汁200毫升，2周后复查黄疸指数下降至正常范围，且通过补充白蛋白等措施改善了患者营养状况，此时行根治性胰十二指肠切除术，术后2周顺利出院，出院后正规化疗，定期复查，目前已经术后2年半，一般状况良好，无肿瘤转移和复发征象。

医生忠告：患者得了胰腺癌之后，往往急着要求手术，有些外科医生也会因急着为患者手术而忽视了患者的一般状况，通常而言，患者如果黄疸指数较高（血清胆红素＞200微摩尔/升），全身脏器功能都会受到影响，比如肝功能障碍导致的凝血异常和低蛋白血症等，此时若贸然手术，极易造成术中和术后出血及术后吻合口瘘，危及患者生命。所以针对此类患者，一定要先做相应的处理（减黄和加强营养等），待手术时机成熟之后再行根治术，这样才可能获得较好的临床结果。